スゴい
白内障手術

佐藤 香
KAORI SATO

幻冬舎
MC

はじめに

白内障と聞いてどんなイメージを持たれるでしょうか。

「お年寄りがなるもの」
「手術が怖い」

そう思われるのが一般的だと思います。

でも白内障は病気というよりも、老化の一種という言い方のほうがふさわしいように思います。

しかも「確実に若返りができる」老化現象です。

白内障は老化によって目の中の水晶体に濁りが生じ見えにくくなる疾患ですが、白濁した水晶体を取り出し、新しい人工の眼内レンズに置き換えることによって、若かったころの目を取り戻すことができるのです。

目はデリケートな場所だけに、手術をすることに対して抵抗感を抱かれる方も少なくないと思います。

メスを入れるところを想像しただけでダメ、という方もいることでしょう。

しかし、白内障の手術に関していえば、麻酔は注射ではなく点眼薬で行い、水晶体を取り出したり、眼内レンズを入れたりするための傷（切開創）はわずか2・4ミリです。

日帰りで行うことができ、ご希望があれば両眼を同時に手術することもできます。

経験された方たちは口をそろえて「手術というから、もっと大がかりなものと思って覚悟していたけれども、あっけないほどすぐに終わってしまった」とおっしゃいます。

私は2016年4月に『目は若返る』という書籍を上梓《じょうし》させていただいています。今から2年半ほど前になりますが、この間、白内障の治療は著しく進歩しました。

検査方法、眼内レンズの種類、手術の際に使用する機器類など、あらゆる点で2年半前より優れたものが登場してきており、患者さんの体への負担が軽く、しかも術後の目の見え方が個々人の患者さんの「望ましい見え方」に、よりフィットするようになってきています。

そのことを一人でも多くの方に知っていただきたくて、今回、新たに白内障のスゴい手術に的を絞った書籍を出版することを思い立ちました。

白内障の手術でありながら、老視（以降、本文中では一般的な呼び名にならって「老眼」と表記）、乱視、近視など、目に関する悩みをすべて解消できることがおわかりいただけることと思います。

ぜひ最後まで読んで、白内障の治療方法の実際を知り、視界を確実にクリアできる喜びを感じていただければ、著者としてそれに勝る喜びはありません。

スゴい白内障手術　目次

［第1章］

押さえておきたい「白内障」の基礎知識

「白内障」って、どんな病気？

白内障は眼球の中にある「水晶体」に濁りが生じることで起きる病気です。

水晶体は、カメラでいえばレンズにあたる直径約９㎜、厚さ約４㎜程度の透明な組織です。

厚みを変えることによって外から入ってきた光を屈折させてピントを調整し、網膜に見たいものの像を映す役割をしています。

まわりは嚢《のう》と呼ばれるごく薄いセロファンのような膜で包まれており、中にタンパク質がつまっています。

このタンパク質が何らかの要因で濁り、きれいに光を通さなくなったり乱反射してしまったりする状態が白内障です。

いったん濁りが生じてしまうと、元のように透明な状態には戻りません。

網膜に鮮明な像を映せなくなってしまうので、ものが見えづらくなってしまうというわけです。

[図表1] 光を屈折させて像を結ぶ「水晶体」

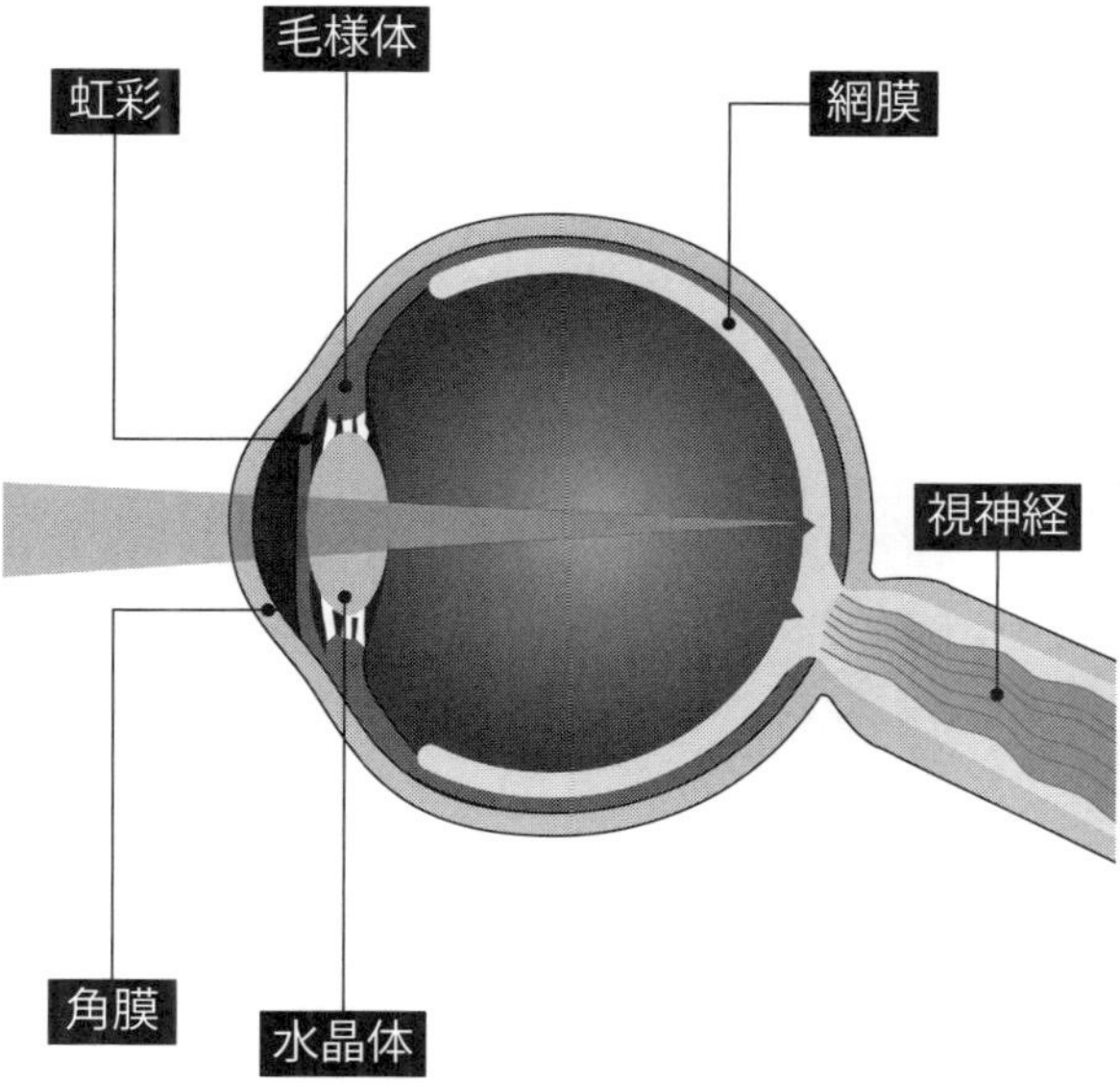

[図表2]「白内障」とは？

正常

水晶体は光をよく通す

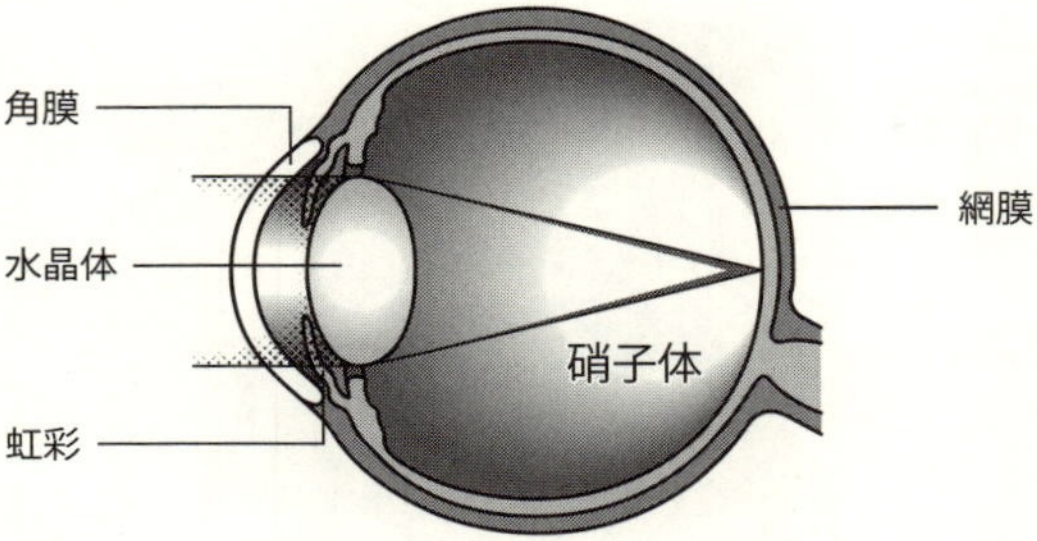

白内障

水晶体が濁り、光を充分に通さない

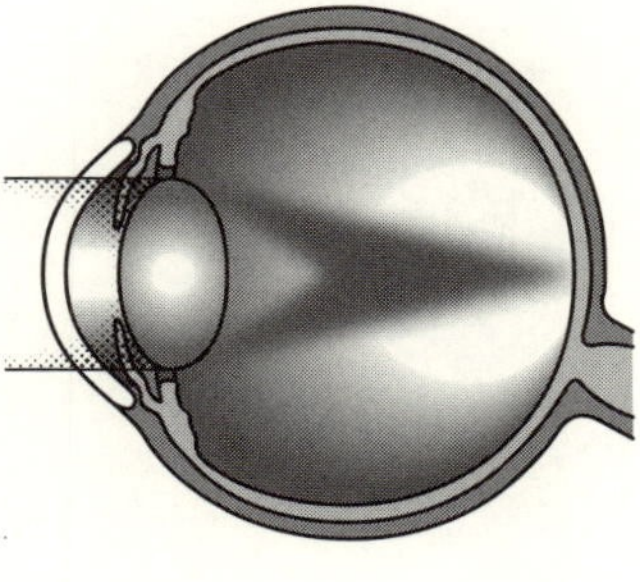

白内障は「加齢」によって誰にでも起こる！

白内障はさまざまな原因で起こりますが、最も多いのは加齢によるもので、「加齢性白内障」「老人性白内障」と呼ばれています。

本来は文字通り水晶のように透明感のある水晶体のタンパク質が、年をとるごとに変化してしまい、それが濁りのもととなります。

古い家のガラス窓が経年の汚れで曇っているのを見たことはありませんか？

加齢によって水晶体に濁りが生じるというのは、ちょうどそんな感じです。

ですから長く生きれば生きるほど白内障になる確率は高くなり、80歳ではほぼ100%の方が白内障を発症するといわれています。

高齢者は必ず白内障になるといっても過言ではない、ということがおわかりいただけたことでしょう。

さて、では一般的に白内障発症の下限年齢はどれくらいだと思いますか？
60歳？　それとも65歳でしょうか？

実はもっと早くて、50歳代でおよそ37～54％が初期状態を含めた白内障になっており、そのうち10～13％が進行した白内障を患っているという報告があります（図表3）。
この図表によると、60歳代では60％以上が、70歳代になると80％以上が発症しています。

［図表3］ 高齢者は必ず白内障になる

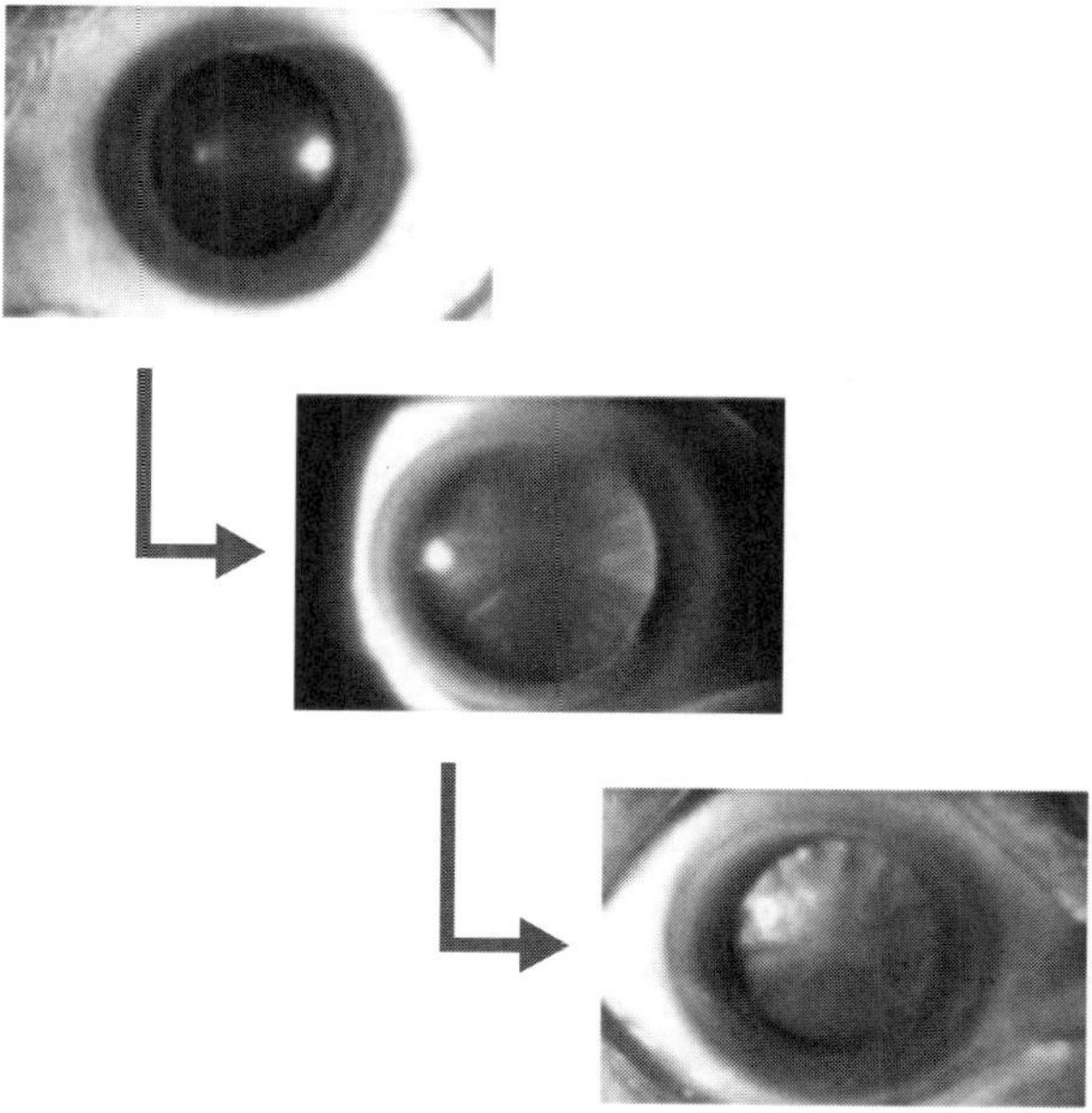

	初期 水晶体混濁	進行した 水晶体混濁
50歳代	37〜54%	10〜13%
60歳代	66〜83%	26〜33%
70歳代	84〜97%	51〜60%
80歳以上	100%	67〜83%

【出典】「科学的根拠に基づく白内障診療ガイドラインの策定に関する研究」2002年

人が得る情報の約90％は視覚から入るといわれているのをご存じですか？

つまり目は、生まれたときから使い続けている、重要な情報収集器官なのです。

長く使ううちに内側から故障が生じてきた、くらいに思っていただけるといいのではないでしょうか。

「白内障になっちゃった!!」と嘆くようなことでは全然なく、ずっと頑張ってくれていた目が、少し疲れたよと言っている。

そんなふうに受け止めていただければと思います。

白内障は病気というよりも、加齢によって目に生じる現象の一つといえるのです。

「加齢以外の原因」とは？

白内障は加齢によるものが圧倒的多数ですが、その他の原因によって起こるものもあります。

簡単にご説明しましょう。

・目を強く打つなどが原因となった「外傷性白内障」

目にボールが当たるなど、目元に何かがぶつかり強い衝撃を受けたり、目に何かが刺さるなどの外傷を受けたりすることで、水晶体が傷つき発症する白内障です。

アスリートや、身体をよく動かす若い年代に多く見られます。

外傷性の場合、目を強く打った直後には症状が出ず、10年以上経ってから見えづらくなってきて発覚するなど、あとあと症状が出ることがよくあります。

私は若い患者さんの初診時に白内障の疑いがあって左右の視力差が著しいとき、「子どもの頃に、目をケガしたことはありますか？」とお尋ねするようにしています。それは、そのケガによって外傷性白内障になっていることが疑われるからです。

・糖尿病の合併症による「糖尿病白内障」

糖尿病による合併症が原因で水晶体が濁ってしまう病気です。

糖尿病白内障は、加齢による白内障に比べて進行が早いことがわかっています。見えづらさが急速に増していき、生活に不便をもたらすようになります。

糖尿病にかかっている方は、自覚的な目の症状がなくても、必ず眼科の定期検診を受けるようにしましょう。

・アトピーを持つ方に発症する「アトピー性白内障」

糖尿病白内障と同様、アトピーも白内障を併発しやすい病気であることが知られています。

なぜアトピーの方が白内障を併発しやすいのかは解明されていませんが、皮膚炎にかかっている時間が長いほど、また、顔の皮膚症状が重いほど白内障を併発する率が高いことがわかっています。

次に挙げるステロイド治療薬の影響や、かゆいために目をこすったり叩いたりしていることが影響しているのではないかと指摘されています。

・ステロイドなどを使う方が発症する「薬剤性白内障」

他の病気の治療をするために処方された薬剤が原因となって、白内障が引き起こされてしまうことがあります。

代表的なものにはステロイド薬があります。

アトピーなどのアレルギー治療で用いられるステロイド薬は、長期にわたり使用を続けることで、白内障の発症リスクを上げることがわかっています。

また、緑内障の治療に使う「ピロカルピン」という目薬も、白内障を発症させる可能性があるのではないかと考えられています。

ただし発症の詳しいメカニズムや、どの薬をどの程度の量、どの程度の期間使うと発症しやすくなるのかについては、個人差も大きくまだわかっていません。

病気の治療で恒常的にステロイドなどを使っている人は、定期的に白内障の検査を受けるようにしましょう。

・生まれつきの「先天性白内障」

白内障には、生まれつき水晶体が濁っているケースもあります。

これを先天性白内障といいます。

1カ月健診や3カ月健診などで「もしかしたら、目が見えていないのではないか」という疑いから判明することもあります。

出生後すぐに病気が進行するケースは少ないので、水晶体の濁りが強くなければ、成長を待って様子を見ながら治療・手術を検討します。

しかし見えづらい状態と判断されれば出生後まもなく手術する場合もあります。

赤ちゃんは「見る」行為によって視覚経路を発達させ、脳とのつながりをつくっていくことから、見えていないのであればできる限り早急な対応が必要となるからです。

要注意！　白内障の「サイン」

ほとんどの白内障はゆっくりと進行するので、ある程度進むまで気づきにくいという特徴があります。

とはいえ、何らかのサインが出ているはずです。

どんな状態になったら白内障を疑うべきなのかを、見ていくことにしましょう。

・目がかすむ、見えづらくなった、まぶしさを感じるとき

「目がかすむ」「ものが見えづらくなる」という理由で来院され、検査をしたら白内障だった、ということはよくあります。

テレビや雑誌を見ているときや、運転時に標識等の文字を読み取ろうとするとき、見えづらさに気づくことが多いようです。

［図表4］ 視界がクリアな状態とかすんでいる状態の写真

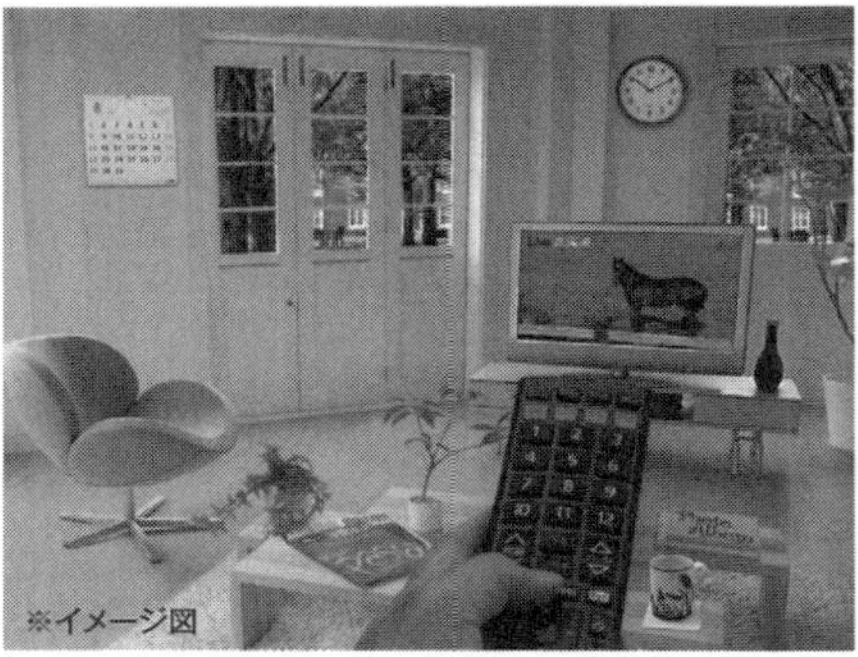

正常な眼

水晶体は透明で、光をよく通す

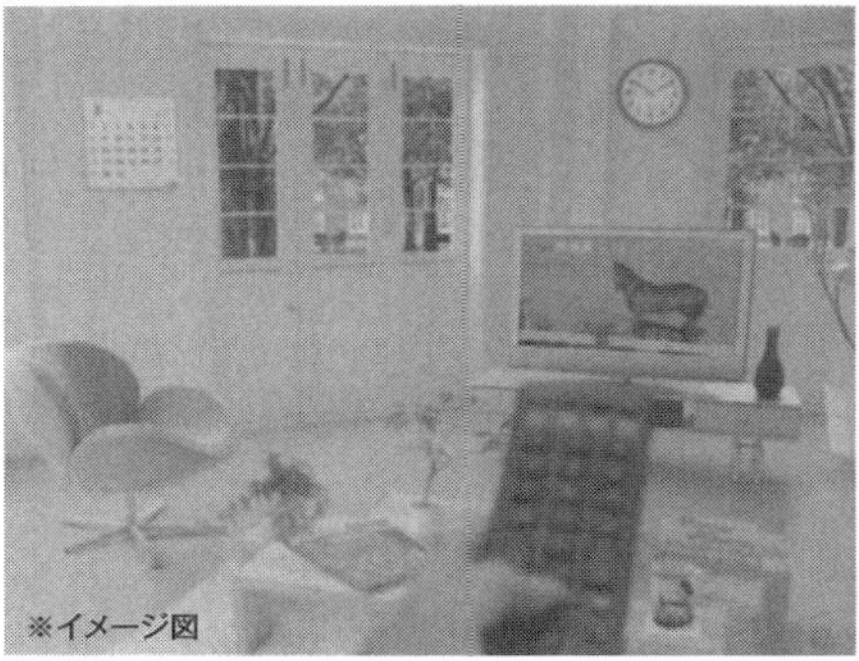

白内障の眼

水晶体が濁ってくると、光が通りにくくなる

【出典】『白内障と診断されたあなたへ』

「まぶしい」と言う患者さんもいます。
これは水晶体の濁りが光を乱反射するために起こると考えられます。

・健康診断、免許更新時の目の検査、眼鏡やコンタクト新調のとき

本人には自覚がなく、健康診断で視力の低下を指摘されたり、免許更新時にこれまでの眼鏡やコンタクトレンズでは視力検査を通過できなかったり……といったことが起こり、眼科を受診して初めて白内障であることがわかった、ということもよくあります。

また、眼鏡やコンタクトレンズの度が合わなくなったと感じて新調しに行ったのがきっかけになることもあります。

本当に近視が進んでいるのなら、ピントを合わせる目の機能がうまく働いていないだけなので、眼鏡やコンタクトレンズの度数を上げることで快適に見えるようになるものです。

しかし、もし見えない原因が白内障である場合は、ピント合わせの機能が不調なのではなく、光を通す水晶体に問題があるのですから、どんなに眼鏡やコンタクトレンズの度数を上げても、納得のいく見え方にはなりません。

・老眼が進んだと感じたとき

60歳を過ぎて「老眼が進んだ」と感じるときも要注意です。

一般的に老眼は40代から始まり、60歳ごろには進行が止まります。それ以降もなお、見えづらさが増してきたと感じるのであれば、それは老眼のせいではなく、白内障が進行してきている可能性があるのです。

こんな状態になったら、一度、眼科を受診するようにしましょう。

「受診」が遅くなってしまう理由

白内障は、特に50代以降にとっては〝ありふれた〟病気といえますが、私の今までの診療経験からいえば、「よくここまで見えないのを我慢してきましたね」というほど進んだ状態で、ようやく初診に来られる高齢の方が少なくありません。

もっと軽症のうちに受診に来られれば、見えづらい不便を強いられる期間ももっと短くできたのに、と思うケースが後を絶たないのです。

ではなぜ、受診が遅れてしまうのでしょうか。

一つには、先ほども触れたように、症状の進行が大変ゆっくりであるため、視力が落ちているのになかなか気づかないことが挙げられます。

検診などで指摘をしてもらえるような環境があればいいのですが、日常生活の中では、よほど不便でない限り見過ごしてしまいがちです。

特に、シニア世代で細かい文字を見る機会が少ない場合は異変に気づきにくく、ほとんど見えなくなってから、慌てて診察にいらっしゃる患者さんもいます。

ものの見え方はその日の体調にも左右され、1日の中でも安定しているわけではありません。

よく見えないな、と思っても「今日は疲れているから」とか「そういえば寝不足だったな」などと独り合点しやすいのも問題です。

もう一つには、見えづらさにうすうす気づいていても、「年のせいだから」とやり過ごしてしまいがちなことが挙げられます。

年齢を重ねてから症状が出てくることが多いため、「老眼が進んだのではないか」「年をとったので、かすみ目になってしまったのだろう」などと、「仕方のないこと」として病気を放置してしまい、治療の開始が遅くなってしまう傾向にあるのです。

本人が家族や周囲の人に「最近、目が見えづらくなって……」と相談したとしても、「もういい年だから、しょうがないね」「年をとると、目も見えづらくなるものだよ」となぐさめられるだけで終わってしまい、受診の機会を逃してしまうことも多いようです。

白内障は「怖い病気」ではない！

白内障は、そのままにしていると見えづらさがどんどん増し、重症になれば失明の危険性も高くなります。

実際に、私のもとへ受診に来られた患者さんに白内障であることをお話しすると、「私は目が見えなくなってしまうんでしょうか」と、とても不安な表情をされる方も少なくありません。

しかし、白内障は決して怖い病気ではありません。

治療法が確立されており、適切に治療を受ければ「見える目」を取り戻すことがほぼ100%可能だからです。

前述の通り、白内障は加齢で誰でもかかる病気です。

顔のしわやしみ、白髪も加齢とともに誰でも増えるもの。

白内障も、そうした自然に起こる現象と同じように捉えるとよいかもしれません。

これまでさまざまなものを見てきた水晶体が、加齢によって濁り、見えづらくなってしまった。

だから、髪や肌のお手入れをするのと同じように目をメンテナンスしてあげる……。

そう考えると、不安な気持ちがやわらぐのではないでしょうか。

「もしかしたら、白内障かもしれない」と思ったら、早めに眼科へ相談してみてください。

適切な治療を受けた後にはクリアな視界が広がり、今までいかに見えない状態で過ごしていたかということに気づくはずです。

白内障の治療で「目が若返る」と……

白内障を治療すると、見違えるようにいきいきとした表情になり、若々しくなられる方がほとんどです。

それは、なぜなのでしょうか。

白内障の治療は、目の「アンチエイジング＝若返り」でもあります。

詳しい話は第3章に譲りますが、白内障の治療では、濁った水晶体を取り除き、人工の新しいレンズに入れ替える手術を行います。

例えば胃が荒れていたら、薬などでその荒れた部分を治すことになりますし、お通じが悪ければやはり薬などで腸の機能を正常にすることが治療の目的になります。

これらは、例えていうなら「修理」です。

今あるものの具合が悪くなったところを元に戻すのが治療であり、いうならば「マイナスをゼロにする」現状復帰が目的です。

それに対して白内障の治療は新品への「交換」といえます。60年なり、70年なり、と使い続けてきた水晶体という部品を、人工の眼内レンズというまっさらな新品に置き換えるので、治療後の見え方は発症直前の頃よりもさらにさかのぼり、もっと若い頃と同じようになります。

すなわち「マイナスをゼロ」どころか「プラス」にする治療なのです。

「こんなに見えるようになるなんて！」

ほとんど見えなかった患者さんが見る力を取り戻され、ご自身らしさを改めて発揮し、人生楽しんでいる——。

そんな様子を、私はこれまで白内障の治療を通じて何回も目の当たりにしてきました。

見えなくなってくると、外出するのもおっくうになるものです。
そうすると次第に人との関わりがなくなってきて、身だしなみやライフスタイルに乱れが出てきます。
そんな方が、白内障の治療を受けた後、途端にいきいきして地域のサークル活動に進んで参加したり、おしゃれをして出かけたり、友人と積極的に会うようになったりするのです。

目が若返ったことで、人生が若返ったともいえるでしょう。

自分の人生を楽しみ、キラキラ輝いている患者さんたちの姿を見ていると、医者冥利に尽きるなぁと感じます。

［第2章］

「白内障」の治療方法とは？

白内障に「サプリメント」や「目薬」は有効？

できれば「病院には行きたくない」と多くの方が思っています。
白内障に関しても、「何とか眼科に行かずに済ませられないか」「自分で治せないか」と、メディアの情報や口コミに頼る方が多くいらっしゃいます。

昨今は、インターネットでの情報検索も盛んに行われているようです。
インターネットで白内障の治療方法を調べると、効果的とうたわれているサプリメントや目薬の紹介サイトがいくつも出てきます。

果たしてこれらは効くのでしょうか。

単刀直入に言うと、答えはＮＯです。
サプリメントも目薬も、現時点で白内障が治るものは存在しません。

サプリメントでは、イワシや鯖《さば》などの青魚に含まれているＥＰＡという成分が白内障に効くとの情報が流布しています。

確かに、医療機関における調査によって、このＥＰＡと同じく魚からとれるｎ‐３系脂肪酸のＤＨＡが含まれた食事をしている方たちは、ドライアイになりにくいとの調査結果が出ています。

しかし、あくまでドライアイにおける予防効果が確認されているだけであり、白内障への効果が認められたわけではありません。

目のためのサプリメントを飲むこと自体は否定しません。

しかし、そもそも薬ではないので、病気を治す効果は認められていないのです。

サプリメントは「目全体のアンチエイジングをサポートするもの」です。

女性がお肌のアンチエイジングのために化粧水や美容液を塗るのと、同じイメージだと捉えてください。

白内障を含めた目の病気の発症リスクを高めてしまう、酸化ストレスを受けにくい目を保つためのものと思ってください。

では、目薬はどうでしょうか。

確かに白内障の進行を遅らせる薬は存在し、眼科で処方されますが、白内障を「治す効果のある薬」は残念ながらありません。

白内障に効果のある薬は次の通りです。

ピレノキシン製剤：白内障を起こす原因となる物質の、成長を抑える働き。水晶体が濁っていくのを防止する。

グルタチオン製剤：抗酸化物質の一つで、白内障の進行にしたがって減少するグルタチオンを補うための目薬。グルタチオンは白内障の原因となる、変質したたんぱく質の増加を抑える。

いずれも「～防止する」「～増加を抑える」という表現になっていることに注目してください。

これらの目薬は白内障の予防や、病気の進行を遅らせるのに効果を発揮します。しかし、すでに発症してしまった白内障を治して、見え方を改善する効果はありません。

眼科で白内障の診断を受けた際に、加齢性白内障の初期段階などで水晶体の濁りがそれほど進んでいない場合には目薬での治療が検討されますが、点眼を続けていても病気の進行を完全に止めることができるわけではありません。

そのため、定期的に検査を受け、進行状況を確認することが必要になります。

また、外傷性白内障など、白内障の種類によっては目薬で進行を抑えることができないものもあります。

なお、街のドラッグストアなどでも、いかにも白内障によいと思わせるような文言がパッケージに書かれている目薬を見かけますが、こちらも、白内障を治すためのものではありません。

処方箋が不要で手に入る目薬は、基本的に先ほど挙げた進行を遅らせる成分は含まれていないのです。

白内障の根治療法は「手術」のみ

今のところ、白内障治療において効果的な治療方法は手術をおいて他にはありません。

水晶体が濁ってしまうと透明な状態に戻すことができないため、物理的に取り除くしかないからです。

水晶体の代わりに人工の眼内レンズを入れることで、かすんだ視界が改善され、元通りに見えるようになります。

どんなに性能の良い家電でも、長年使っていれば不具合が起こるものです。

経年とともに汚れが溜まったり部品が傷んだりして、修理や取り換えの必要が出てくるでしょう。

身体の臓器や組織は、家電のように簡単に取り換えがきくものではありません。

ところが、目の水晶体は新品（人工の眼内レンズ）と取り換えがきく組織なのです。

これはすごいことだと思いませんか？

歯も人工歯と取り換え可能な組織ではありますが、天然の歯にある神経が人工歯にはありません。

したがって人工歯では微妙な噛み応えまで感じることはできません。

その意味で、人工歯は天然歯には及ばないのです。

しかし、身体の中で水晶体だけは、人工のものと取り換えても何ら不都合がないばかりか、きちんと合ったものを選ぶと、天然の水晶体よりもいい働きをしてくれます。

ただ、「手術」という言葉に恐怖心を感じる方が多いのは事実です。

「目の手術を受けるのは怖いです」

これは白内障の診断が出て、根本的な治療方法は手術だけであることをお伝えしたときに、患者さんがよく口にされる言葉です。

多くの患者さんは、かすみ目やドライアイだと思って眼科に来ます。いきなり「あなたは白内障です。薬では治りません。治す方法は手術だけです」と言われてびっくりするのは無理のないことです。

ただちに眼球にメスが入るところをイメージされるのでしょう。

今の「白内障の手術」は怖くない！

確かに、今から約半世紀前、白内障に対する手術が行われるようになった黎明期には、時間がかかったり、術後の経過が思わしくなかったりという症例も少なくなかった、という事実があります。

もしかしたら、その頃に手術を受けたことがある方は「目の手術は怖い」との思いが根付いてしまっているかもしれません。

しかし今は器具も技術も大きく進歩し、比べものにならないほど短時間で安全な手術が可能になっています。

手術は数分で終わり、目薬の麻酔をするので痛みもほとんどありません。

入院も不要で、基本的に当日または翌日には眼帯がとれます。

90代以上の高齢の方でも受けられる、負担の少ない手術なのです。

昔は術後の感染症などの合併症のリスクがありましたが、それも激減しています。手術の翌日から会社に出勤できるくらい、身体への負担や違和感も軽減することができるようになりました。

「目の手術をすると、術中の様子が見えるのですか？」との質問もよく受けますが、〝基本的には〟見えません。

手術の際、目の近くに顕微鏡をあてて、かなり強い光を照らすためです。

ただ、ごくまれに「器具が見えた」と話す患者さんがいらっしゃるため、基本的には、と前置きをさせていただきました。

実際に私の患者さんにも、手術を受ける前は緊張されていたのに、手術後には「こんなに早く簡単な手術なら、もっと早く受ければよかった！」とおっしゃる方が数多くいます。

それでも患者さんからはよく「手術は怖いので、できるだけ先延ばしにしたい。どのくらいまで白内障が進んだら、手術しなければならないのでしょう？」と聞かれます。

これに対しては、「ご自身が見えづらさを感じたときが、ベストなタイミングです」とお答えをしています。

というのも、白内障は進行度やタイミングにかかわらず、いつでも、患者さん自身が思い立ったときに、手術で治すことができるからです。

考えてみてください。

見えづらいのを我慢し続け、生活が不便な状態を長年続けてからようやく手術を受けるのと、見えづらくて不便だなと感じ始めてから間もない時期に手術を受けるのとでは、どちらがよいでしょうか。

快適に見える期間が長いほうが、いいに決まっています。

先ごろ、厚生労働省が公表した簡易生命表によって、2017年の日本人の平均寿命は男性81・09歳、女性は87・26歳と過去最高を更新したことがわかりました。

55歳で白内障の手術を受けた方が平均寿命まで生きたとすると、男性の場合は約26年間、女性の場合は約32年間もよく見える目で生活することができるのです。

手術を10年先延ばしにして65歳で受けたとしたら、その期間分、快適に過ごせる時間を失うことになってしまいます。

逆にいえば、早く手術をすることによって、目がよく見える快適な時間を長く手に入れることができるのです。

手術のやり方については後ほど詳しくご説明しますが、今の手術はあっけないほど早く終わります。

手術の所要時間は片眼5分、両眼で10分です。

日帰りの手術で、すぐに目を開けることができますから、手術を受けるために通院したときと、ご自宅に帰るときとでは「目の見え方が劇的に変わっている」のです。

これには、どなたも驚かれるようです。

発症したことに落ち込む必要はなく、よく見える目を手に入れるきっかけができたともいえるのです。

私は患者さんに、そのように説明をしています。

病気が進んでしまうと合併症が出るリスクも高くなりますし、進行の度合いによっては、本来短時間で済むはずの手術も難易度が上がってきます。

白内障をそのまま放置しても、いいことは一つも起こらないのです。

ここで、私が治療にあたった女性の患者さんのエピソードをご紹介しましょう。

その患者さんは、40代でした。

その年齢での発症は比較的早いため、白内障であるとお伝えしたとき、その女性は診察室で涙を浮かべてとても悲しそうな顔をされました。

その方は、かすみ目の自覚があって来院されただけだったので、まさか自分が白内障だとは思っていなかったそうです。

しかし白内障の手術が終わった後、それまでの暗い表情が一変し、ほっとした様子で「先生、実は白内障の診断を受けたとき、〝もう私はおばあちゃんになってしまったのか〟とショックだったんです」と話してくださいました。

手術後には住んでいる世界が変わったのかと思うほど見え方が劇的に改善し、テレビもくっきり見えるとニコニコしていらっしゃいました。

さらに、もともとの近視に対しても眼鏡がいらなくなり、今まで以上に生活がしやすくお洒落も楽しくなったそうです。

第1章でお話しした「目のアンチエイジング」が叶った好事例といえるでしょう。

今、白内障の手術は、その手法も水晶体の代わりに入れる人工の眼内レンズも「すさまじい」といえるほどの進化を遂げています。

第3章では、そんなふうに進化を遂げた「スゴい手術」についてお話をしたいと思います。

［第３章］

レーザーで早く確実に治す「スゴい白内障手術」

「手術」の流れ

これまで述べてきた通り、白内障は水晶体が濁ることによってものが見えづらくなる疾患です。現在のところ、濁った水晶体を透明にする方法はありません。

手術によって濁った水晶体を取り出し、新たな人工眼内レンズに交換するのが、唯一の根治療法になります。

「手術」という言葉を聞いただけで怖くて震え上がってしまう、という方も多いことでしょう。麻酔をして目に切開創をつくり、水晶体を取り出すなんて、想像しただけでゾッとする……。それが一般の方の感覚なのではないでしょうか。

でも、安心してください。

実は白内障の手術をするとき、切る部分はほんの少しなのです。どのくらい少しかというと、わずか2・4ミリ程度。ほんのちょっと切るだけで、安全に手術を行うことができるのです。

では、簡単に手術の手順をご紹介しましょう。

① 麻酔を行う

② 角膜のふちを２・４ミリ程度切開する

③ ②の切開した場所から、水晶体の前嚢に丸く穴を開けて超音波の機械を挿入し、内部にある核と皮質を砕く

④ ③で砕いた水晶体を吸引、除去する

⑤ 人工の眼内レンズを入れて固定する

手術に要する時間は、事前準備を入れても片眼で15分程度です。

切開創がとても小さいため、縫う必要もありません。1カ月くらいで自然にふさがってしまうのです。

「手術」の種類

白内障の手術は、大きく次の3つに分類されます。

① 健康保険の対象となる手術
② 民間の生命保険会社の先進医療特約の対象となる手術
③ ①、②の対象とならない、自由診療による手術

それぞれ費用の支払い方（かかり方）や使える眼内レンズが異なっています。

①健康保険の対象となる手術

健康保険組合や国民健康保険など、いわゆる「健康保険」によってかかった医療費のうち、自己負担分である1～3割を支払えば受けることのできる手術です。

コストがかからず、誰でも受けられますが、使えるレンズは「近く・中間・遠く」のうち1つのみに焦点を合わせることができる、単焦点眼内レンズだけになります。

②先進医療特約の対象となる手術

民間の生命保険会社の医療保険に入っていて、先進医療特約という医療特約をつけた人が、先進医療特約の対象となっている医療機関で受けることのできる手術です。

費用はいったん自己負担で全額支払い、あとから生命保険会社に保険金として請求することになります。

ちなみにこの場合の費用は約70万円が目安になります。

先進医療特約の対象となる手術では、多焦点眼内レンズを選ぶことができます。

つまり「遠くも近くも見える」ようになるのです。

しかも実質的に費用はかからないのですから、たいへんいい手術といえるでしょう。

先進医療特約をつけた保険に加入している方には、ぜひ受けていただきたいと思います。

③自由診療の対象となる手術

先進医療特約に加入していない方が多焦点眼内レンズを使った手術を受ける場合、自由診療となります。

自由診療で最も特徴的なのは、先進医療特約では使えない、完全オーダーメイドの多焦点眼内レンズが使えるという点です。

近年、強度近視や強度乱視を持っている患者さんで、市販されているレンズでは合わない場合、患者さんの目にジャストフィットする眼内レンズをつくることが可能になりました。

そうした特殊なケースに対応できるのが、自由診療の最大のメリットといえます。

全額自己負担になってしまうので、コスト的には高額になりますが、自由診療で手術を受けた方たちは例外なく、「こんなにすっきり見えるようになるとは思わなかった。多少お金はかかったけれども、決断してよかった」とおっしゃいます。

以上、ご説明してきましたが、3種類の手術の違いは「手術で使える眼内レンズの違い」ということになります。

「スゴい白内障手術」とは？

この3種類の手術のうち、スゴい白内障手術とは何を指すと思われますか？

やはり②の先進医療特約による手術と、③の自由診療による手術ということになるだろうと、私は考えています。

①の手術で使える単焦点眼内レンズと、②および③の手術で使える多焦点眼内レンズについて、まとめてみましょう。

〈単焦点眼内レンズ〉

- 近くまたは遠くのどちらか一方に、ピントを合わせることができる
- 生活するにあたって、眼鏡が必要になる場合が多い
- 健康保険の適用が可能なので、誰でも受けることができる
- 乱視の矯正も可能

〈多焦点眼内レンズ〉

・近くも遠くもよく見える（ピントの調節ができる）
・もともと近眼や遠視、老眼であったとしても、手術で改善が可能
・公的保険の適用外になるのでコストがかかる（ただし、民間の医療保険で先進医療特約がついているものに加入している場合には、その利用が可能）
・乱視の矯正も可能

いかがでしょうか？

やはり近くも遠くも見ることができ、なおかつ近視や遠視、老眼まで改善することのできる、多焦点眼内レンズを使った手術こそが「スゴい手術」といえると思いませんか？

さらにこの手術は、ここ2年でグンと進化しています。

・眼内レンズの種類が増えた

私は2016年にも『目は若返る』という書籍を出版しています。

そのときも白内障の手術を取り上げましたが、当時は先進医療特約の手術や自由診療の手術で使えるレンズは、それぞれ数種類ずつしかありませんでした。

ところが今では、20種類以上の眼内レンズが登場してきているのです。

眼内レンズの選択肢が増えたということは、それだけ患者さんにジャストフィットした眼内レンズが選べるようになっているということです。

この2年間の進化のスピードには驚かされるばかりです。

もともと眼科領域は先端技術との相性がよく、日進月歩の勢いで進化しているのですが、ここへ来て多焦点眼内レンズの種類がグンと増えたことは、白内障の患者さんにとって大いなる福音になっていると感じます。

では、どのような種類のものが増えたのかをご説明しましょう。

以前は多焦点眼内レンズとはいっても、先進医療特約で使えるものは「近い・中間・遠い」のうち、2焦点を選ぶことしかできませんでした。

ところが今は、「近い」距離が、30㎝、40㎝、50㎝の3段階から選べるようになっています。

つまり見たい場所が30㎝と遠くなのか、40㎝と遠くなのか、50㎝と遠くなのか、自分がよく目を使う場所に合わせて選べるということです。

手芸や読書をよくする方なら、近距離は30㎝がベストでしょうし、デスクワークでパソコンを使う方なら50㎝がベストになるでしょう。

自分のライフスタイルに合わせて選べる幅が広がったわけです。

これはテクノロジーの進歩による恩恵以外のなにものでもありません。

そして、「50㎝より先が全部見える」という「焦点深度拡張型眼内レンズ」が登場してきたのも画期的なことです。

50㎝より手前を見たい場合は老眼鏡が必要になりますが、「先が全部見える」というのはすごいことだと思いませんか？

ゴルフなどのスポーツをする方に、特に人気のあるレンズです。

このように種類が増えて、自分の求める見え方を実現できるレンズが使えるという点で、私は先進医療特約による手術と、自由診療による手術を「スゴい手術」として挙げたいと思います。

スゴい手術は「誰」でも「どこ」でもできる？

さて、テクノロジーの進化によってさまざまな人の目に合ったレンズが登場してきた今、眼科に行けばどこでもスゴい手術をしてもらえそうなイメージを持った方も多いのではないでしょうか。

この章の最初でご説明したように、手術自体は2・4ミリの切開創で行えるようになっています。

また、水晶体を砕いて吸引する機器も進化してきています。

手術が極めて低リスクで行えるようになったことで、簡単になり、誰でもできるという印象を抱かれたかもしれません。

ところが実際はそうではありません。

眼科を取り巻く技術はスゴいものになりましたが、それを使ってスゴい手術ができるかどうかは、手術を行う医師およびその医師のいる施設次第、という状況になってしまっているのです。

テクノロジーが進んだがゆえに、医師および施設間で大きな差が生まれているというのが現状です。

「多焦点眼内レンズの種類」を知らない医師

これほど多焦点眼内レンズ（以下、「眼内レンズ」と表記します）の種類が豊富になったというのに、現在多くの眼科では、先進医療特約の範囲内で使えるレンズは1～2種類程度しか扱っていないのです。

それより上の自由診療の手術は、行っている眼科自体の数が非常に限られています。

なおかつ自由診療の手術を行っていたとしても、その手術で使うレンズは先進医療特約で使っているものだけということがほとんどです。

海外に発注してつくってもらうオーダーメイドレンズを使っている施設は、ほとんどないそうです。

このことについては、眼内レンズを取り扱うメーカーの方からお伺いしました。

眼内レンズの多くはヨーロッパやアメリカでつくられており、日本に輸入されてきています。

私は以前から最新の情報を集めることに強い興味があり、海外の眼内レンズを取り扱っている輸入業者さんたちとコンタクトを取り、最新の眼内レンズを導入するようにしてきました。

その結果、新しいものが入ると、「先生、今度うちでこんな新商品が出ることになりました」とご連絡をいただけるようになりました。

そのような経緯があるからこそ、私のクリニックでは20種類以上の眼内レンズから患者さんのご要望に応じて、ベストなものを選んでいただくことができるようになっているのです。

ところが日本全体で見ると、このような施設は極めて少数派のようです。

メーカーの方のお話によると、多くの施設の眼科医が選ぶ眼内レンズは、ほとんど特定の1種類のものなのだそうです。

その眼内レンズは、手術経験のあまり豊富でない眼科医が使ったときに、最もトラブルの起きにくいレンズだということでした。

大きなトラブルが起きにくい、いわゆる「無難なレンズ」を一律に入れているのです。

それが日本の眼内レンズのシェアトップを占めているというわけです。

「多焦点眼内レンズを使った手術」にはクレームが多い⁉

実は多焦点眼内レンズを使った手術は、術後のクレームが少なくありません。

患者さんは誰もが、手術前よりも手術後のほうが目の見え方がよくなることを期待して手術を受けます。

ところが手術を受けたにもかかわらず、「目が見えづらくなった」というクレームがあるそうです。

その原因は極めてはっきりしています。

一つには医師が事前に患者さんのご要望をきちんとお伺いして、それが手術によってどう変わるか、十分な説明をしていないこと。

さらにもう一つは、話し合いが十分になされていないために、ご要望に合った眼内レンズを選べていないこと。

この二つに尽きると私は思っています。

「患者さんにとってのゴール」と「医師にとってのゴール」

なぜこのようなことが起こるのでしょうか。

私は一つには、患者さんにとっての白内障の手術のゴールと、医師にとってのゴールが異なっているためと見ています。

患者さんにとっては「今よりもすっきりした目でものを見る」のがゴールになります。

患者さんにしてみたら、白内障で目がかすんでいるからものが見えづらいのか、あるいは近視や乱視、老眼が進んだから見えづらくなっているのか、原因を切り分けて考えることは難しいと思います。

だから手術によって、その「見えづらさ」を改善しようとしたら、濁った水晶体を透明な人工眼内レンズに置き換えるだけではなく、近視や乱視、老眼の状態まで考慮し、その状態を改善しなければなりません。

ところが医師の側は、ゴールを「白内障の改善」に限定してしまっているのです。

そう限定してしまうと、医師としてやるべきことは「とりあえず濁った水晶体を取り出して、ピカピカの新しい眼内レンズを入れること」になってしまいます。

「多くの医師が眼内レンズを選んでいない」という衝撃の事実

おそらく医師自身に、白内障の手術の際、患者さんの目の状態に合った眼内レンズを入れることで、白内障以外の症状……つまり近視や乱視、老眼を矯正できるという認識がないケースが非常に多いのではないでしょうか。

その認識不足が、術前の検査とカウンセリングに表れているのだと思います。

なんと驚いたことに、多くの施設で、手術前の検査データの確認を「医師自身が行っていない」というのです。

私のクリニックのように20種類以上の眼内レンズを使っている施設からすると、「それではレンズ選びができないのでは?」と疑問に思ってしまいます。

検査データの確認を医師自身が行ってこそ、患者さん一人ひとりの目の状態に合った眼内レンズを選ぶことができると思っているからです。

しかし、考えてみたら多くの施設では使うレンズは1種類、多くて2種類ということです。

つまり「選ぶ余地もない」ということなのですね。

スタッフの方が選んだ眼内レンズを医師が入れて手術完了、というわけです。

近視も乱視も老眼も考慮することなく、「濁った水晶体を、透明な眼内レンズに置き換えること」だけを手術の目的とするならば、これで十分という認識なのだと思います。

「説明責任」を果たすことが大事

医師自身が検査もやらない、患者さんのライフスタイルをお聞きしたり、それがどの程度手術によって改善されるかをご説明したりするカウンセリングもやらない、となると何が起こるでしょうか？

患者さんは過度の期待をすることでしょう。

今、眼内レンズは飛躍的に進化してはいますが、患者さんのご要望をすべて満たせるか？　というと、必ずしもそうとは言い切れない部分もあります。

先ほど、50㎝から先の距離が全部見える焦点深度拡張型眼内レンズのお話をしました。非常に便利な眼内レンズではありますが、老眼が進んでいる方で30㎝の距離を見たい方の場合、老眼鏡が必要になります。

裸眼でどこからどこまでも、すべてがクリアに見えるというわけではないのです。

私のクリニックでは患者さんのライフスタイルに合ったベストな眼内レンズを選ぶために、検査はもちろん入念なカウンセリングを行っています。

患者さんのご要望のうち、確実に実現できることとそうでないことを明確にして、きちんとご説明するようにしているのです。

よくご理解いただいた上で手術を受けていただいているので、クレームになったことはありません。

ここまでご説明してきたように、多焦点眼内レンズはクレームの多い手術ではありますが、たとえ術後にクレームをつけたからといって、何かが改善されるわけではありません。

医師からすると、「だって水晶体の濁りは取れて、透明な眼内レンズに置き換えたでしょ？　白内障は改善されたよね」という話になります。

仮に手術前よりも目が見えづらくなったとしても、「白内障の手術としては成功」ということになってしまうのです。

これでは患者さんは救われません。

実績とあくなき探求心が「スゴい手術」を生み出す

長々と現状についてご説明してきましたが、ここから「スゴい手術」の実態に迫っていこうと思います。

僭越《せんえつ》ながら、私の治療方針を中心にお話しさせてください。

自分のことを「スゴい手術」のできる医師、というのは一般の日本人の感覚からするとかけ離れているかもしれません。

ただ、私にはそう言えるだけの実績を積んできた、という自負があるのは事実です。

私は2017年の1年間だけで、1000件の白内障手術を行いました。

前回、書籍を出版した2016年頃に比べると、3倍以上の数になります。

年間1000件というと、300日で割っても1日3件以上です。実際には手術を行う日は週に2日程度なので、多い日には20件行うこともあります。

手術の件数は年々増えているので、今後はさらに多くの件数になることが予想されます。

このように多くの手術の実績が、自信の根拠となっています。

もう一つ、私が胸を張って言えるのは、新しい機器類や眼内レンズ、手術の手法に関する情報を絶え間なく取り入れ、患者さんの治療に役立ててきたということです。

これらについて、私の治療方法（方針）についてお話ししながら、随時、触れていきたいと思います。

初診時に「手術日」が決められる

私のもとへいらっしゃる患者さんは、最初から「眼内レンズの種類が多く、レーザーを使った最新技術で手術ができる」ということを知って来られる方が少なくありません。

そうした方には、その日のうちに必要な検査を全部行い、カウンセリングをして、手術で使う眼内レンズを選んでご説明し、手術の日程まで決めて帰っていただくようにしています。

2回目に来たときは手術、という段取りなのでまったく無駄がありません。非常にスピーディーで、驚かれる方も多いです。

特にびっくりしたお顔をされるのが、「手術日はいつがご希望ですか?」と伺ったときです。

「えっ？　手術日を希望できるんですか？」とほとんど例外なくおっしゃいます。

通常、手術の日は毎週火曜日と水曜日など、固定されています。

私のクリニックでも一応、手術する日を決めてはいるのですが、まずは患者さんのご希望日を伺って、それを優先するようにしているのです。

患者さんの中には多忙なビジネスマンの方も少なくありません。

また介護をされている主婦の方もいらっしゃいます。

そうした方々にこちらの都合で「今からの予約だと、あなたの手術は○月○日以降にしかできません」ということを言いたくないのです。

医療は患者さんのためにあるべきものなので、あくまで患者さんファーストを貫きたいと思っています。

決意がつかない患者さんには「ゆっくり考える時間」が必要

最初からあたりをつけて「ここで白内障の手術を受ける！」と決めて来院される患者さんがいる一方、「目が見えづらくなったので一度診てもらおう」と、ご自分が白内障になっているとはまったく思わずに来られる患者さんもいます。

そういう方は「白内障」という診断結果に驚き、「手術しか根治療法はない」という事実にさらにショックを受けることが多いのです。

ここまでこの本を読んだみなさんには、白内障の手術は怖いものではないことがおわかりいただけていると思いますが、どんな疾患なのか、どんな手術をするのかがわからない状態で「白内障」「手術以外に治す方法がない」と言われても、すぐには受け止められなくて当然だと思います。

そこで、そうした患者さんには、「これを差し上げますから、おうちでよく読んでくださいね。その上で手術をするかどうかゆっくり考えてください」と言って、当院オリジナルの白内障に関する小冊子を差し上げるようにしています。

「今すぐ決断してください」ということは決して言いませんし、患者さんに何かを強制することはありません。

[図表5] 医療法人トータルアイケアで配布している冊子
『白内障と診断されたあなたへ』の表紙

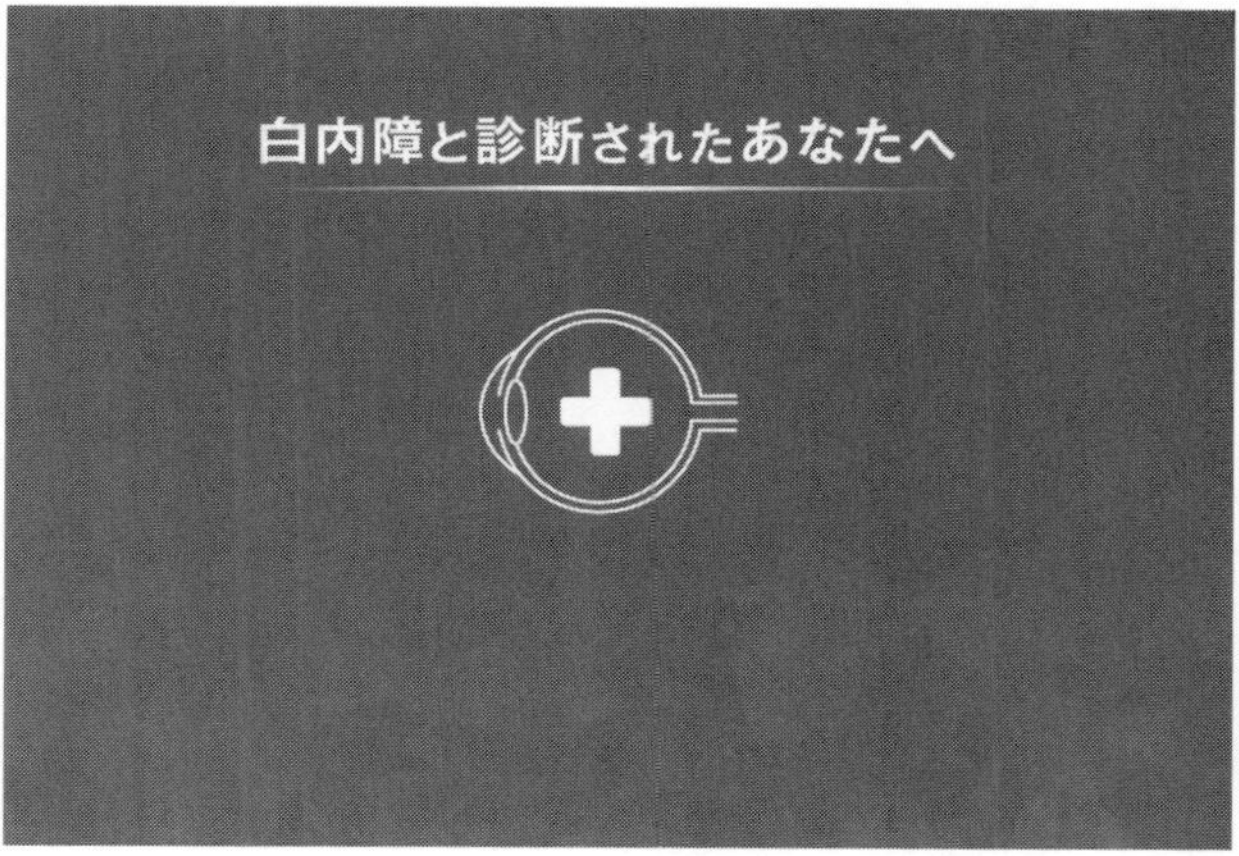

丁寧な問診（カウンセリング）

来院された方には、図表6で示した問診票に必要事項を記入していただき、これに基づいてお話を伺っていきます。

問診票はあくまでベースになる最低限の情報なので、これ以外にどれだけのことをお伺いできるかが大事だと思っています。

特に重要なのが、その方のライフスタイルをお伺いして、「どのくらいの距離を最も見やすくしたいのか」を明確にすることです。

すでにご説明したように、私のクリニックでは20種類以上の多焦点眼内レンズを手術で使うことができるようになっています。

［図表6］ 医療法人トータルアイケアで配布している問診票

記入日　　　年　月　日

診療申し込み・問診票

ふりがな		生年月日	明治　　年　月　日 大正 昭和 平成　　（　歳）
お名前	様　男・女		
ご住所	〒　－	ご職業	
お電話	（ご自宅）　－　－　（携帯等）　－　－		

本日ご自身でお車やバイクを運転して来院されましたか？	いいえ　・　はい　（ご自身の運転で来院された場合、瞳孔を広げる検査ができません。）
この度は、どのような症状で来院なさいましたか？ 最も気になる症状には必ず◎をしてください。	（　右　・　左　・　両　）の（　目　・　まぶた　）が 日前から　週前から　ヶ月前から　年前から 1)目ヤニが出る　2)充血する　3)痛い　4)かゆい　5)腫れている 6)見えにくい　7)歪んで見える　8)二重に見える 9)飛蚊症（黒いものが飛ぶ）　10)光が走って見える　11)モノが入った 12)ゴロゴロする　13)乾く　14)疲れる　15)涙がでる 16)学校検診　17)眼鏡を作りたい　18)その他（　　　）
	19)コンタクトレンズを作りたい　※目の状態により処方できない場合もございます。※コンタクトレンズ処方箋は発行いたしておりません。※後日取り寄せになるメーカー・製品がございます。 ご経験（現在も装用中　・以前装用していたが中止していた　・全く初めて） ご希望（使い捨てソフト　・　ハード　製品名（　　　）） 装用期間（1週間に　日程度）　装用時間（1日に　時間程度）
上記の症状で、他の眼科を受診中ですか？	いいえ　・　はい（受診中の眼科名　：　　　）
以前に目の病気にかかったことはありますか？	いいえ　・　はい（病名　：　　　時期　　頃　）
以前に目・瞼の手術を受けたことはありますか？ （レーシック・美容整形を含む）	いいえ　・　はい（病名　：　　　時期　　頃　）
現在治療中の病気や服用中のお薬はありますか？	ない　・　ある　　高血圧、糖尿病、心臓病、脳梗塞、心臓病、てんかん 喘息、前立腺肥大、その他（　　　） ※受診中の病院（　　　）服用中の薬品名（　　　） ※お薬手帳をお持ちでしたら、ご提示ください。
薬・食物・検査アレルギーを起こしたことがありますか？	ない　・ある（薬品　・　食物　・　検査名　：　　　）
アレルギーの原因が分かる簡易検査を希望しますか？	いいえ　・　はい（　8種類　・　39種類　）　※詳細は受付までお申し付け下さい。
コンタクトレンズを使用中の方のみ、お答えください。 本日、コンタクトレンズを装用していますか？　（　いいえ　・　はい　）	
まつ毛エクステの方のみ、お答えください。 検査時や診察時に瞼を裏返していいですか？　（　いいえ　・　はい　）	
女性の方のみ、お答えください。 現在、妊娠　・　授乳中でいらっしゃいますか？（　いいえ　・　はい（　　ヶ月）　・　授乳中）	
すべて申告しましたか？	いいえ　・　はい
受診するきっかけは何ですか？	①当院のDrにかかっていた　②知人の紹介　③広告（看板） ④ホームページ　⑤その他（　　　）

アイケアクリニック

近くの焦点距離だけでも、30㎝、40㎝、50㎝の中から選ぶことができるので、その方にぴったり合ったレンズを選ぶには、ライフスタイルに関する情報が欠かせないのです。

患者さんには、医師である私から、

①　今、患者さんの目がどんな状態なのか
②　唯一の治療が手術であること
③　どのような手術なのか（手法・かかる時間・回復までの期間）
④　その手術をすることで、見え方がどのように改善するか
⑤　手術しなかった場合はどうなるのか

といったことを、患者さんが納得してくださるまで説明させていただきます。

手術が決まった患者さんには、さらに看護師から、

①　現在、他の病気を持っていないか
②　その病気で通院はしているか
③　治療のためどんな薬を飲んでいるか
④　過去に手術を受けたことはあるか、あるとしたらどんな手術か
⑤　アレルギーの有無

などについてヒアリングを行い、全身状態のチェックをするようにしています。

図表7は、当院で扱っている多焦点眼内レンズの一部です。

レンズ外観	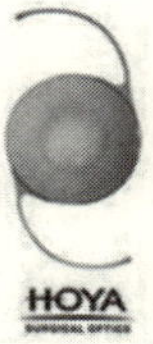	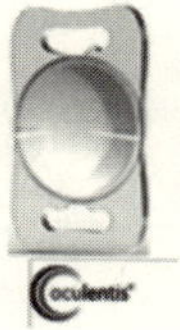		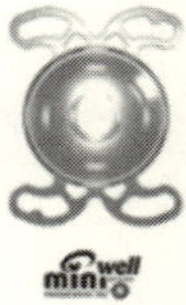
名称	iSii アイシー	Lentis レンティス	Fine Vision ファイン ビジョン	Mini Well ミニウェル
乱視矯正	×	○	○	○
先進医療特約の対象	○	×	×	×

［図表7］ 医療法人トータルアイケアで取り扱っている多焦点眼内レンズの一例

レンズ外観	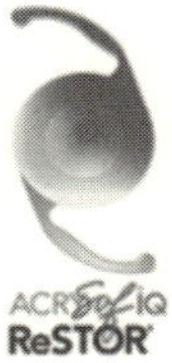	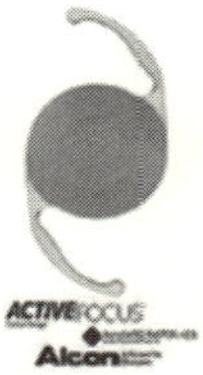	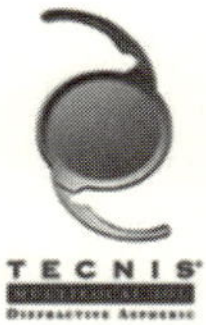	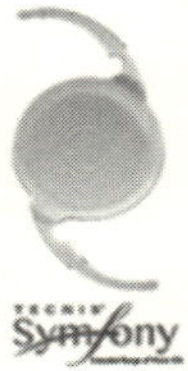
名称	ReSTOR レストア	Activefocus アクティブフォーカス	Tecnis Multifocal テクニスマルチ	Symfony シンフォニー
乱視矯正	○	○	×	○
先進医療特約の対象	○	○	○	○

事前に必要な「検査」

手術の前に、精密な検査を行います。

・眼底検査

薬を点眼して瞳孔を開き（散瞳）、眼底検査を行います。眼底を見ることによって、手術後にどのくらい視力が回復するかといったことや、白内障以外に目の病気がないかどうかがわかります。

・眼軸検査

眼軸検査とは、目の奥行きを測る検査です。

白内障の手術では、水晶体をとり除いてそれに代わる人工の眼内レンズを入れます。その眼内レンズの度数を決めるのに必要なのが、この眼軸検査なのです。

・角膜検査

私のクリニックでは、ＣＡＳＩＡ2という機器を使って角膜の検査を行っています。

従来の角膜検査機器では、1回の撮影で一方向からの断面を撮影することしかできませんでしたが、この機器の登場によって、360度どの方向からでも断層写真が撮影できるようになりました。

また、目に直接触れずに撮影ができ、撮影時間そのものも短縮できるようになったことから、患者さんの負担が大きく軽減されるのも、この機器を使うメリットといえます。

・乱視がある場合に行う「ベリオン」による検査

乱視矯正ができる眼内レンズが使えるようになったのに伴い、私のクリニックでは乱視の精密な検査ができる「ベリオン」という検査機器を導入しました。

乱視のない患者さんの手術であれば、眼内レンズをそのまま入れれば足りますが、乱視の場合、「乱視軸」というものに合った角度で入れなければなりません。

図表8は、乱視の患者さんの目の見え方を、わかりやすく示したものです。

この直乱視・倒乱視・斜乱視それぞれの見え方は、図表9にあるように「乱視軸」として分類され、「乱視軸○度」と表現されます。

つまり、この乱視軸を正確に測定し、その軸に合った眼内レンズの入れ方をすることが、乱視矯正においてはとても大切なのです。

図表10は乱視矯正用眼内レンズです。

左下に3つの点があるのがおわかりいただけますか？

この3つの点を、図表9の乱視軸に合わせることによって、乱視矯正ができるのです。

[図表8] 乱視の人の目の見え方

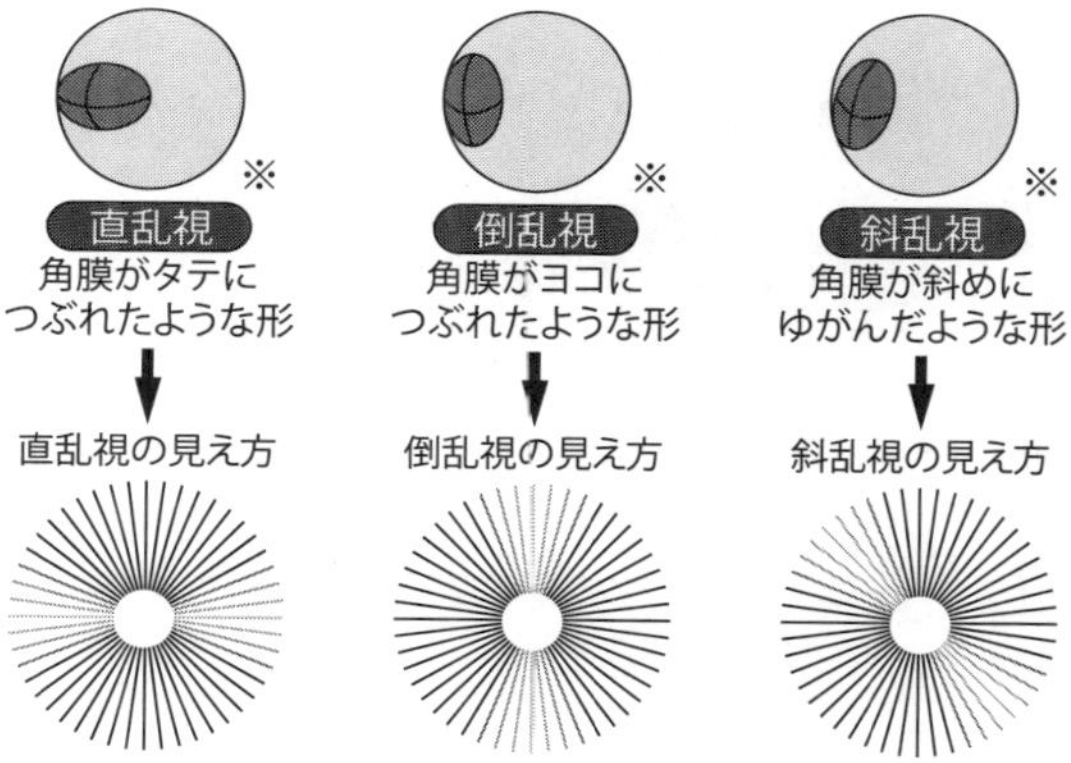

※近視性乱視の場合（図はすべてイメージです）

[図表9] 乱視軸（右目の場合）

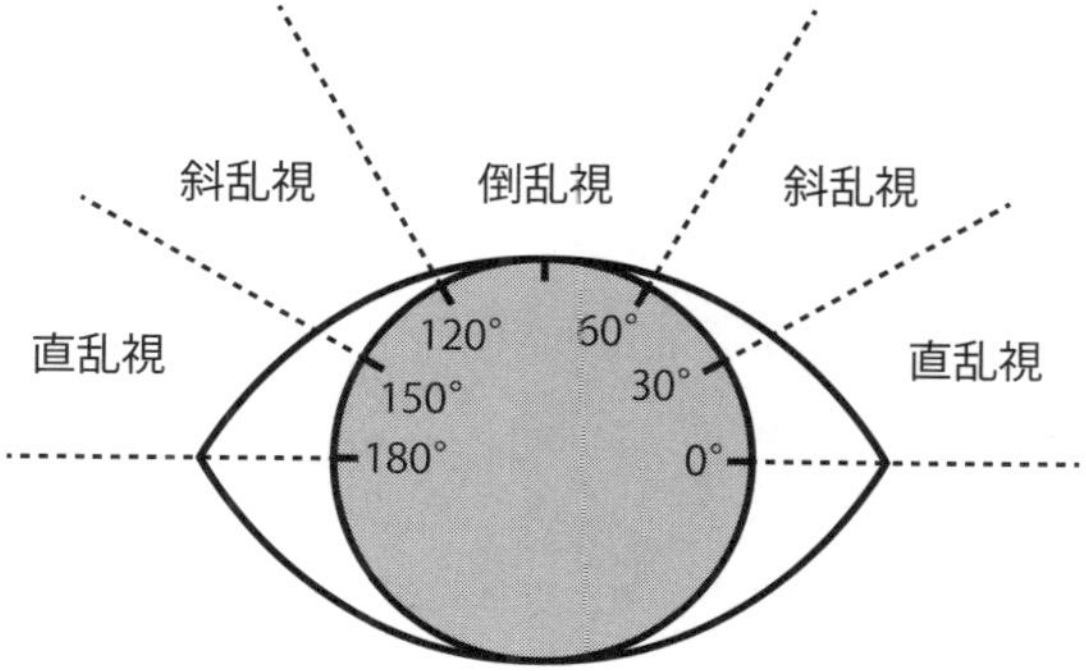

[図表 10] 乱視矯正用眼内レンズ

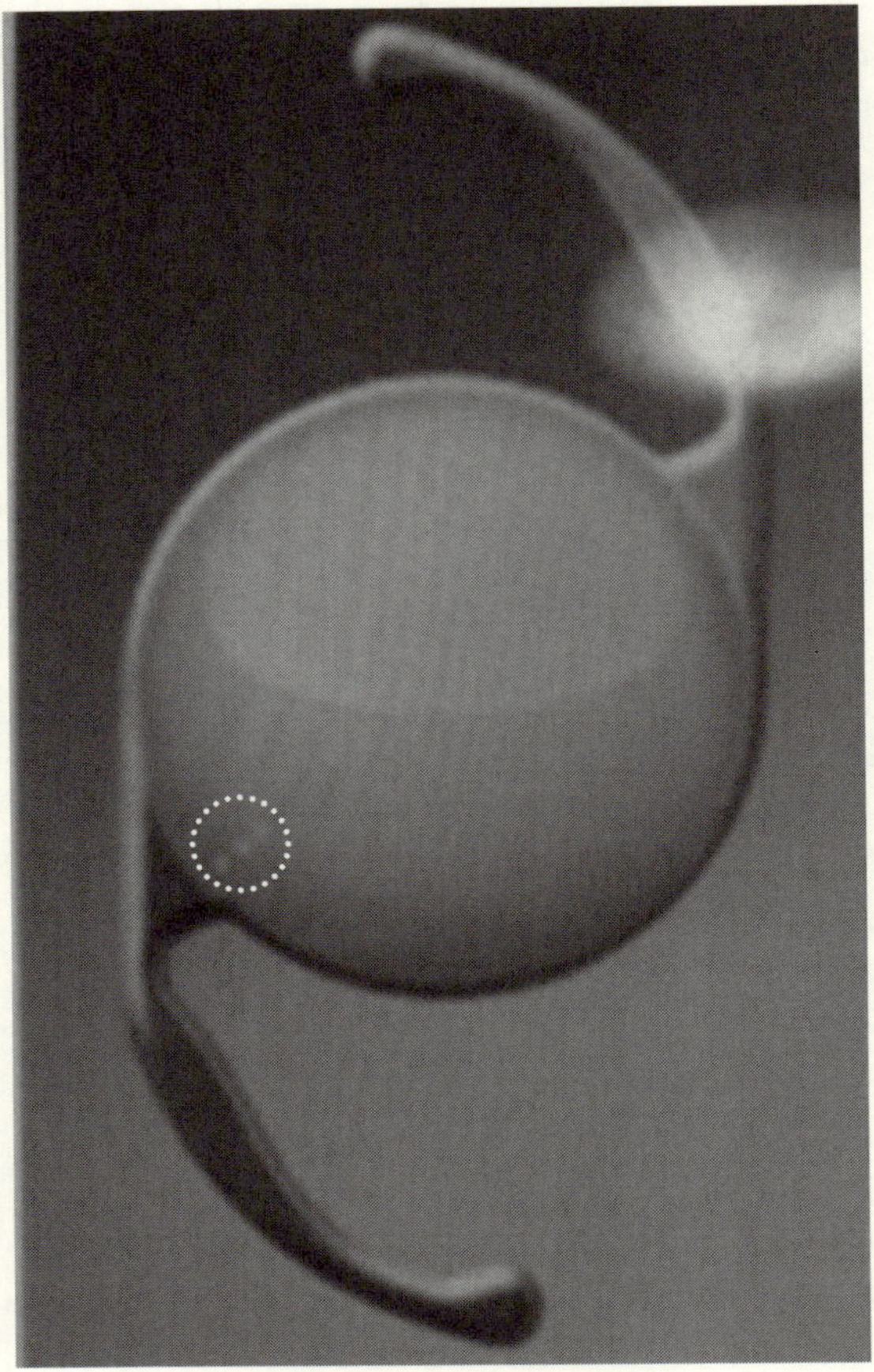

その乱視軸の測定をしてデータ化し、手術の際に、「ここに点を合わせてくださいね」と指示をしてくれるのが、図表11に示した「ベリオン」という機械です。

つまりベリオンは正確な乱視軸の測定と、手術の際に眼内レンズを入れるべき場所を指示してくれる、非常に有用な機械なのです。

ただ、病院側にとってこの機械が必ずしもメリットをもたらすかというと、そうとも言い切れない部分があります。

というのも、患者さんの満足度を高めるのには役立ちますが、この機械を使った検査や手術を行ったからといって、その費用を上乗せすることができないからです。

はっきり言ってしまえば「お金を生まない」機械ということです。

それどころか高額な導入費用や維持費がかかるので、この機械があることによって「持ち出し分」が大きくなるということです。

そうしたこともあり、ベリオンを導入している施設は必ずしも多くないという現状があります。

［図表 11］ベリオン

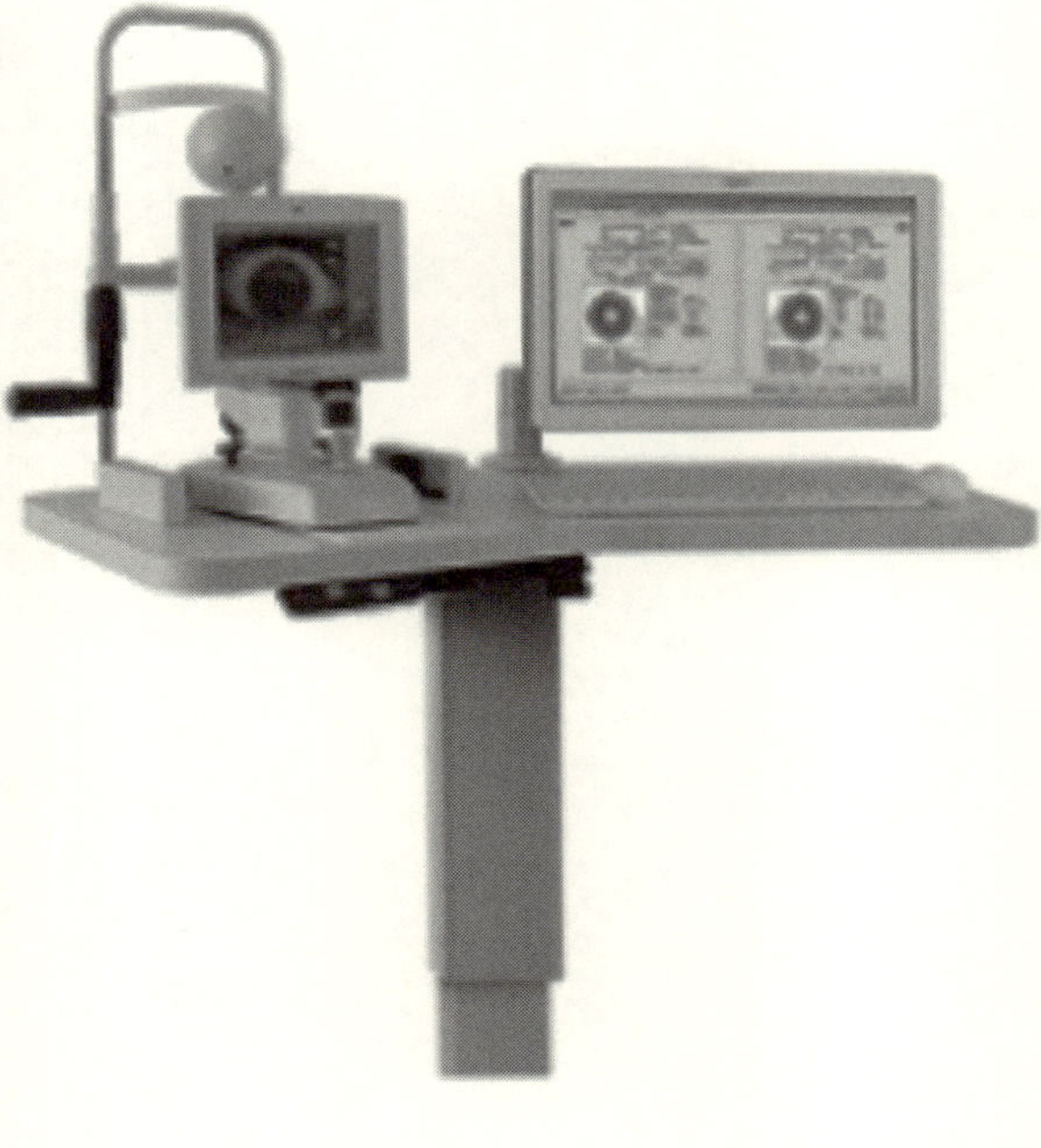

手術前後の「タイムスケジュール」

私のクリニックでは手術の3日前から手術後1週間ほどのタイムスケジュールを、印刷物にして患者さんにお渡しするようにしています。

手術の後にこんなことはしないでほしいという医師側からの要望や、手術後どんな目薬を使うのか、顔を洗ったりシャンプーをしたりできるようになるのはいつからか、など、患者さんから寄せられる疑問にお答えできる内容になっています。

このタイムスケジュールは、患者さんに見ていただきながら、看護師がそばで読み上げるようにしているほか、オリジナルDVDを流して、随時確認できるようにしているので、細かい字が読みづらい方にも安心していただけているようです。

また、ご高齢の患者さんですと、1回のご説明ではなかなかご理解いただけないこともあります。

その場合は、わかっていただけるまで、何度でも繰り返しお話しするようにしています。

中には「わかりました」と口ではおっしゃっても、「本当はご理解いただけていないのでは？」と思うような患者さんもいないわけではありません。

そんなときは、その情報を説明した看護師だけでなく、受付やクラーク（カルテの入力や診療補助をするスタッフ）、検査員など、院内のすべてのスタッフが共有して、積極的に患者さんにお声かけをし、理解していただけるまで繰り返すようにしています。

手術は「怖くも痛くもない麻酔」から始まる

手術当日は、当院に到着後、専用の部屋でリラックスしていただきながら、散瞳薬（瞳孔を開く目薬）を点眼します。

全身状態が落ち着いていることを確認してから手術室に移ります。

この章の冒頭でもご説明したように、手術は次の手順で行います。

① 点眼麻酔を行う
② 角膜のふちを２・４ミリ程度切開する
③ ②の切開した場所から、水晶体の前嚢に丸く穴を開けて超音波の機械を挿入し、内部にある核と皮質を砕く
④ ③で砕いた水晶体を吸引、除去する
⑤ 人工の眼内レンズを入れて固定する

最初に行うのが点眼麻酔です。

点眼麻酔とは目薬による局所麻酔です。

手術に関する不安をお伺いすると、「手術中の痛み」と「麻酔に対する不安」を持っている方が多いようです。

その不安を解消してくれるのが点眼麻酔です。

これは注射型のものと異なり点眼した瞬間に効いてくるので、麻酔がかかるのを待つ必要はありません。

「歯科などでは麻酔が効いてきたか、鋭利なもので触れて確かめられるのが怖い」と言った患者さんがいらっしゃいましたが、先の尖ったもので確認を行うこともしません。

術中の感覚としては、「触れられている感覚がある」患者さんと、「まったく何も感じない」患者さんとに分かれます。

手術中に麻酔が切れ、痛みが出ないように、途中で何回か点眼します。タイミングとしては、効き目が切れてしまって足すのではなく、常時麻酔の効果がある状態にするために追加するので、痛さを感じることはありません。

点眼麻酔は部分的に効くものであるため、麻酔をしている最中や、麻酔が覚めてきてからもぼんやりしたり眠くなったりすることはありません。

麻酔によって、目の見え方が変わることもありません。

ちなみに、眼科領域では「ものもらい」の手術が痛い手術として知られています。かつてものもらいを手術したことがある患者さんは、「手術は痛いから嫌だ」と言うことがありますが、白内障手術はほぼ痛みを感じない手術といっても差し支えありません。

当院の手術が「スゴい」一番の理由

当院の手術は、扱っているレンズの種類の豊富さや、カウンセリングの丁寧さ、高度な検査機器を使っていることなど、多岐にわたった「スゴさ」を持っていると自負していますが、中でも際立っているのが手術の際に使う機材と、それを使いこなす医師の技量にあります。

まず、機材についてご説明させてください。

フェムトセカンドレーザーを使用したＬｅｎｓＸ

従来の白内障手術では、医師がメスによって角膜を切開し、そこに器具を入れて水晶体を砕いて吸引し、さらに別の機械で折りたたんだ眼内レンズを切開創から入れるという作業を行っていました。

このような手術をした場合、どんなに切開創が小さかったとしても、メスが直接眼球に触れることになります。

これを解消したのが、フェムトセカンドレーザーを利用したレーザーメスであるＬｅｎｓＸ（以下「レンズＸ」）です。

レンズＸは角膜を切開し、水晶体の前の袋に丸い穴を開け、水晶体を細かく砕くところまでの一連の作業を、すべて自動で行うという、優れた機器なのです。

ではそのメリットを見ていきましょう。

①きわめて短時間で切開できる

フェムトセカンドとは、1000兆分の1秒のことです。

つまりこの機器は1000兆分の1秒という非常に短い時間で切開ができるため、目への負担が小さく、術後に炎症を起こす可能性が最小限に抑えられるというメリットがあります。

②モニター画面で確認しながらの手術が可能

手術前に瞳孔の大きさや角膜と水晶体の厚み、位置などを測定することで、精密な手術計画を出してくれます。

医師はそれをモニター画面で確認しながら手術を行うことができるため、より正確で精密な手術が可能になります。

レンズXは素晴らしい機械ですが、本体が6000万円と非常に高額です。

さらに使用時に1回5万円する消耗機材が必要なほか、年間の維持費や点検料などを合計すると600万円を下りません。

2014年に日本での認可が下りたこの機械を、最初に導入したのが私です。

患者さんに喜んでいただければという気持ちで、別途費用は請求することはありません。コストはほとんどが当院の「持ち出し」になっています。

[図表 12] レーザー白内障手術

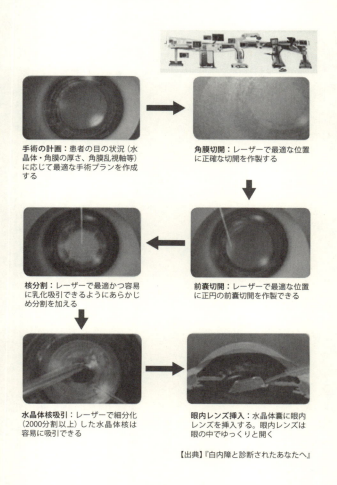

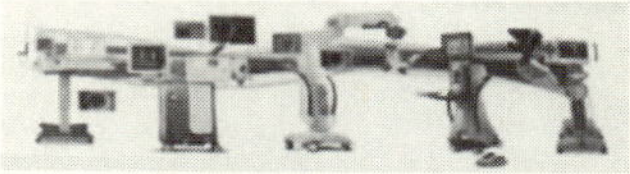

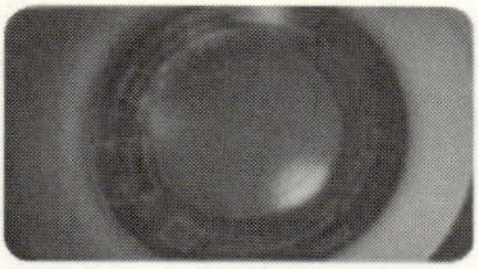

手術の計画：患者の目の状況（水晶体・角膜の厚さ、角膜乱視軸等）に応じて最適な手術プランを作成する

角膜切開：レーザーで最適な位置に正確な切開を作製する

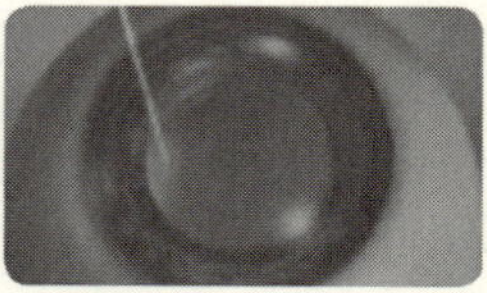

前嚢切開：レーザーで最適な位置に正円の前嚢切開を作製できる

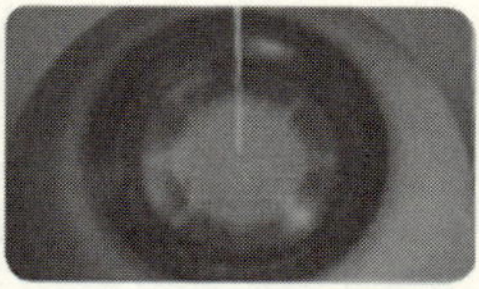

核分割：レーザーで最適かつ容易に乳化吸引できるようにあらかじめ分割を加える

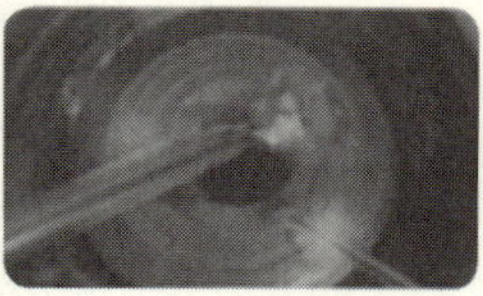

水晶体核吸引：レーザーで細分化（2000分割以上）した水晶体核は容易に吸引できる

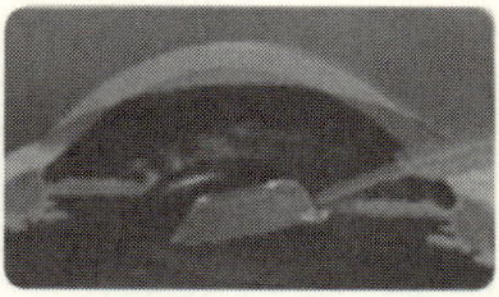

眼内レンズ挿入：水晶体嚢に眼内レンズを挿入する。眼内レンズは眼の中でゆっくりと開く

【出典】『白内障と診断されたあなたへ』

［図表 13］ レンズX

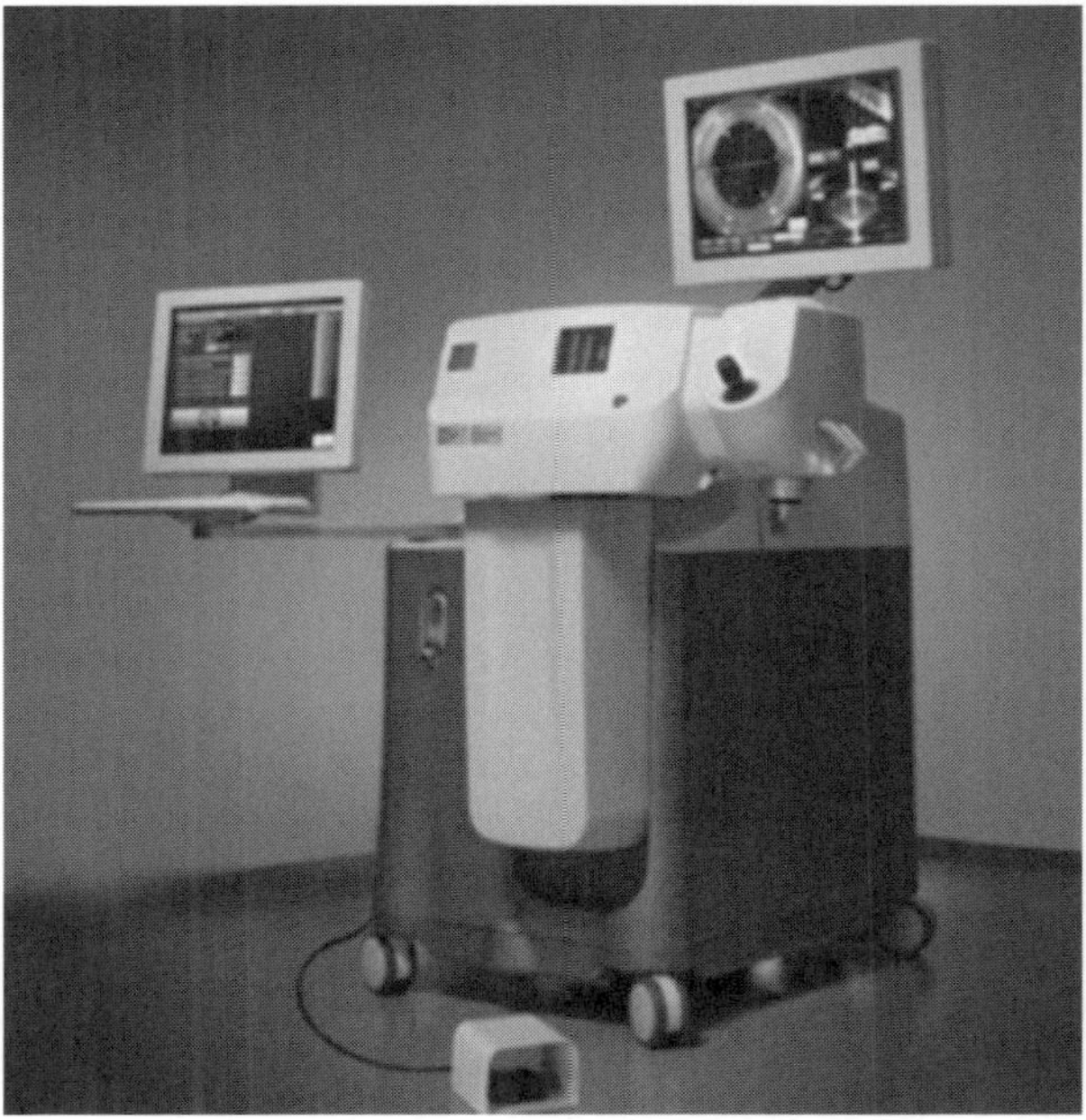

乱視矯正に力を発揮する「ベリオン」と「オラ」

乱視がある場合は、先ほど乱視軸の検査のところでもご紹介した「ベリオン」と、さらに「オラ」という機械も使います。

ベリオンには測定した乱視軸のデータが入っており、手術の際に、そのデータを分析して切開する位置、レンズを固定する位置の指示を出してくれるのです。

レンズを入れるために傷をつくると、乱視の状態が少し変わります。

このときに役立つのがオラという機械です。

オラは水晶体を取り出した段階で目の状態を計測し、「ここにこういう軸で眼内レンズを入れるのがベスト」という指示を出します。

ベリオンとオラの二段使いで、より患者さんの乱視の状態に合った眼内レンズの入れ方ができるというわけです。

実はベリオンもオラも、手術に必ずしも必要な機械ではありません。これらがなくても、白内障の手術を行うことは十分可能です。

あくまでも手術の精度を上げるためだけのものなので、これを使ったからといって、患者さんからその使用料分をいただくことはありません。

ちなみに現在、日本でも導入している施設は20～30程度のようです。

私のクリニックではベリオンを２０１５年に、オラは２０１６年に導入しました。

[図表 14] オラ

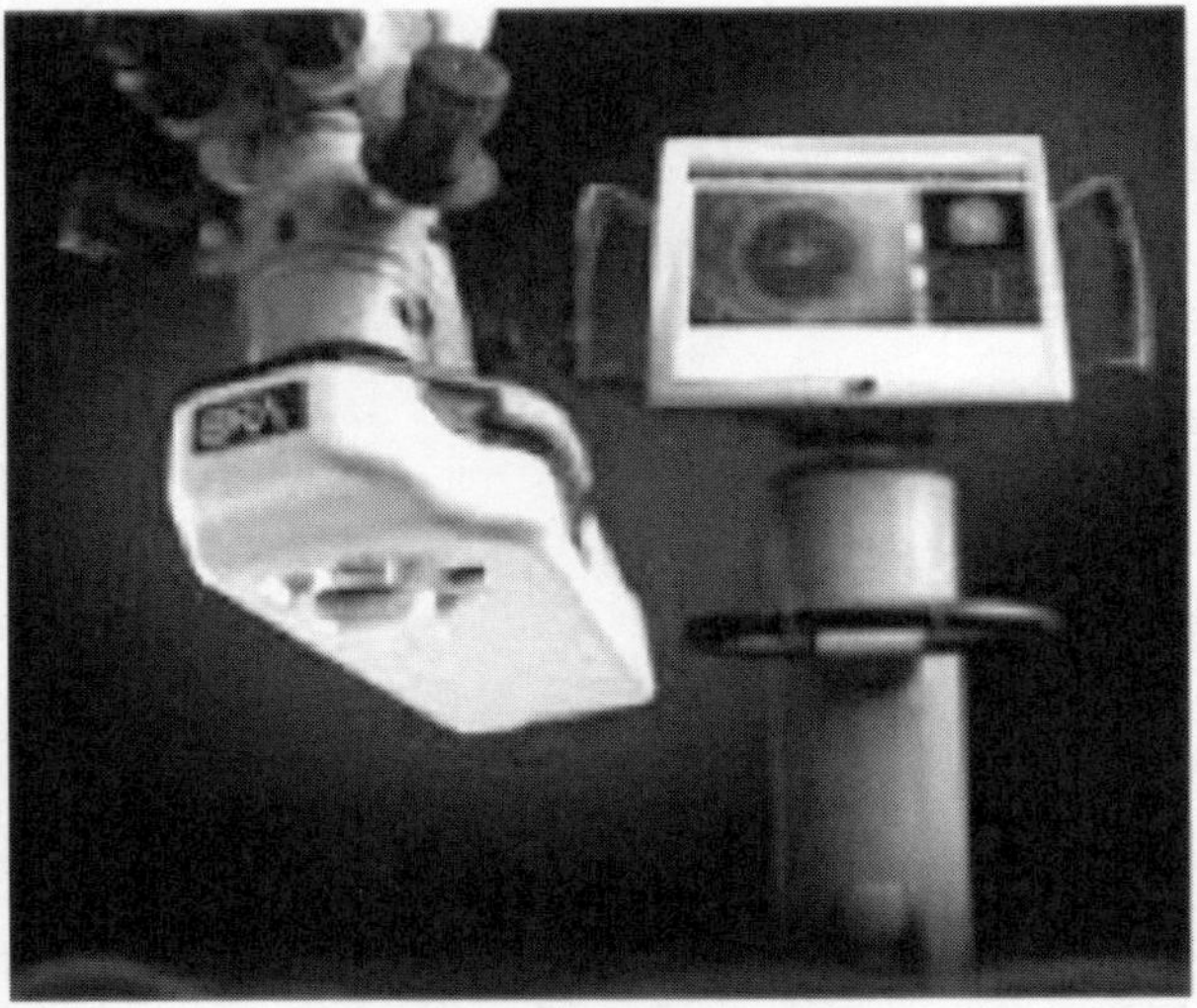

手術の後は「リカバリールーム」でリラックス

手術の後はリカバリールームでお休みいただきます。

当院の手術の前後に身体を休めていただくためのリカバリールームは、高級感のあるつくりとなっていて、患者さんたちから「空港のラウンジのようで気持ちがよく、リラックスできる」とご好評いただいています。

病院の待合室というのはおおむね無機質なイメージが強いものですが、私はそのイメージを払拭したくて、椅子やカーペットなどにもこだわりました。

術前術後の緊張をほぐすには、最適な場所になったと自負しています。

［図表15］銀座院のリカバリールーム

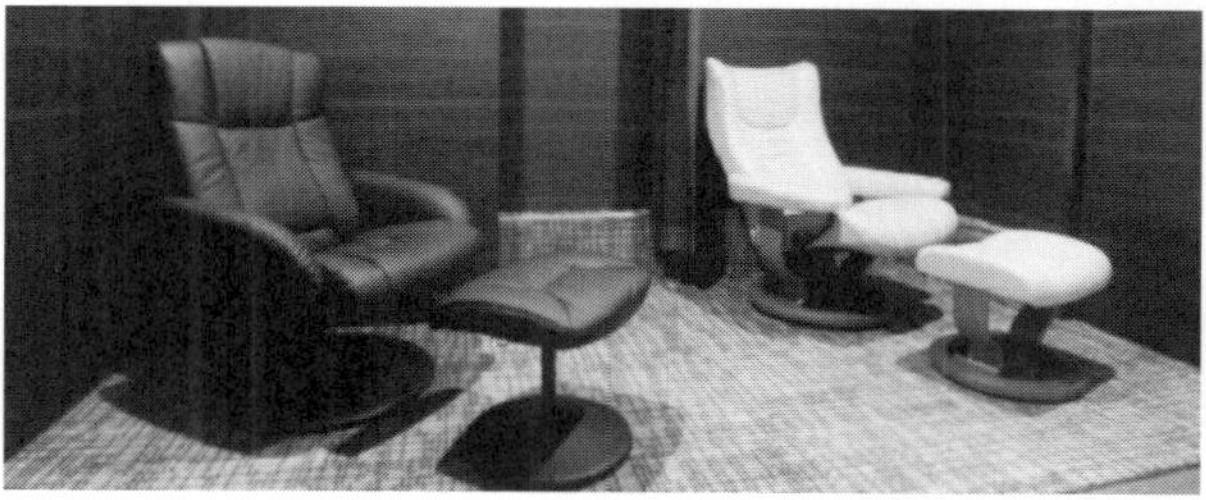

「手術室」にもこだわりを

お話が前後しましたが、手術室についても触れさせてください。

アイケアクリニック銀座院とさいたま上尾院では、天井に真っ青な空の絵が描かれています。

これは「小児科のクリニックには、空の絵が描かれている場所がある」と聞き、それはぜひ取り入れたいと思い、実現しました。

お子さんのみならず、大人でも横になって天井を見上げると自然に笑顔になれる、自慢の天井です。

［図表16］銀座院の手術室

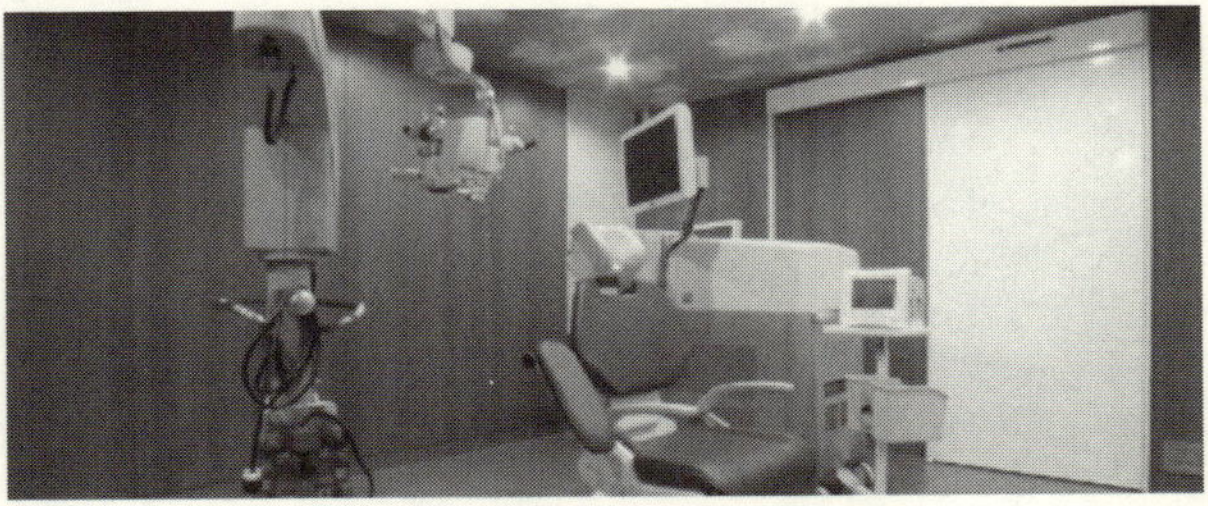

「BGM」が緊張を和らげる

手術中も、患者さんが緊張されないようにBGMがかかっています。

お子さんの場合には飽きさせないために、アニメソングや本人が好きなアイドルの楽曲をかけることもあります。

無音の場合、普段は気にならないような小さな音――例えば、手術器具を手に取るときのカチャカチャする音までよく聞こえます。

それは、身動きが取れない状態の患者さんにとって、とても嫌なものでしょう。

そこで、大きすぎない程度のボリュームで必ず音楽を流すようにしました。

他にスタッフ全員で意識していることとして、当然ですが、術中の会話にも気を遣っています。

患者さんは目が見えない状態で横になっていますから、たとえば器具が足りなかったとして「○○が足りない」などのワードには、とても敏感になっている状態なのです。

そのため基本的に手術室にいる間は、患者さんが不安になるような言葉を発しない、というルールをつくっています。


アイケアクリニックでは最新鋭の機器を備えるだけでなく、患者さんにくつろいでいただける環境づくりに配慮しています。

どうしても治療の場は緊張したり不安になったりしやすいもの。

そのため、できるだけリラックスできる空間づくりにこだわっているのです。


この章では「スゴい手術」がどんなものかということについて、お話をしてきました。

次の章では、実際に「スゴい手術」を受けられた患者さんたちの体験談をご紹介したいと思います。

［第4章］

症例に見る「白内障レーザー手術」の奇跡

この章では、実際に私のクリニックで白内障の手術を受けた患者さんたちの、生の声をご紹介します。

【症例1】眼鏡屋さんで目の異常を指摘されたAさん（62歳　女性）

Aさんは、友人と行く日帰り旅行を趣味にしています。

老眼こそあるものの、いつも使っている眼鏡をしていれば遠くを見るのにも問題はなかったため、桜や紅葉をはじめとした季節の風物詩やお城などを見て回っていました。

ところがある時期から、少しずつ景色がかすんで見えることに気がつきました。

最初の頃は、歩きすぎて疲れているのかな？　と感じていたのですが、休んでもかすみ目はよくなる気配がなく、徐々に進行しているように思えます。

そこでAさんは、「もしかしたら、老眼が進んでしまったのかもしれない」と、眼鏡をつくり直しに行くことにしました。

いつもの眼鏡屋さんに行き、新しいレンズを選ぶために視力を測っていると、不思議なことが起こりました。

いくら度数の高いレンズを試しても、遠くにある検査表の文字がいっこうに見えるようにならないのです。

近視用のレンズでも老眼鏡に変えても、その状況は変わりませんでした。

すると、眼鏡屋さんの担当者から、「この状態は老眼や近視ではなく、おそらく目の病気です。進行してしまうといけないので、できるだけ早くに眼科を受診してください」と言われてしまったのです。

眼鏡を新調するだけの気軽な気持ちでいたのに、まさか目の病気を指摘されるとは思いもよらないことでした。

本当に原因は目の病気なのだろうか？　と思いながら、私のクリニックへやってきたAさんですが、検査を受けた結果は、「白内障」でした。

白内障といえば自分よりもっと年配の方がかかる病気だと思っていたため、Aさんは強いショックを受けます。

さらに、「進行すると失明してしまうのだろうか」と不安でたまらなくなりました。

以前、知人からそう聞いたことがあったからです。

しかし、私が、

・白内障は60代でも60％の方が発症しているありふれたもので、ほとんどの方は気づいていないだけだということ

・白内障とは誰もがなる病気で、治療法が確立されているため、よほど重篤な合併症がなければ失明の危険性はほとんどないこと

をご説明したところ、大いに安心されました。

Aさんは平均的な同年代の方よりは、少し白内障の進行が早かったので、手術のご提案をしました。

また、眼鏡の度数がマイナス7・5以上のいわゆる強度近視でもあったので、白内障の手術によって近視が改善されるメリットもあると考えたのです。

結局、ご自身では手術を受けるか決めきれなかったので、後日息子さんを伴って再度来られ、息子さんにも同じ説明をさせていただきました。

白内障の手術には、すでに第3章でご説明したように、

①　健康保険が適用される、単焦点眼内レンズを使う方法
②　民間の生命保険会社の先進医療特約の対象となる、多焦点眼内レンズを使う方法
③　自由診療による、多焦点眼内レンズを使う方法

の3種類があります。

コストの面では、①の健康保険が適用されるレンズがもっともお手頃でした。

しかしこのレンズを使った場合には、焦点が1カ所にしか合わせられないため、「近く・中間・遠く」から一つを選ばないといけません。

Aさんは趣味の旅行を楽しむために、遠くがよく見えるようになりたいという希望がありました。

一方で、現実問題として現在では手元すらよく見えない状態で、調理をするのもままならず生活の質が落ちてしまっています。

どうしたらいいのかと悩んでいらっしゃったので、「医療保険に入っているのであれば、申し込んでいるプランに先進医療特約がついていないか確認をしてみては」とアドバイスをさせていただきました。

自宅に戻って保険証書の確認をしたところ、何年か前に入った医療保険に先進特約が付加されていたとのこと。

費用面の問題がクリアになったこともあり、一緒に説明を受けた息子さんとも相談した結果、多焦点眼内レンズの手術を受けることにしました。

Aさんは「手術」と聞いて、もっと大掛かりなものを想像していたのですが、準備の時間を含めても30分ほどで終わったことに驚くとともに、非常に安堵されたそうです。

心配していた痛みもまったくなく、自宅でのケアも目薬をさすだけと簡単なのにも安心しました。

手術を終えて両目の状態が落ち着くと、厚いレンズのメガネをかけなければいけなかった視力が両目ともに1・2に回復。

裸眼で遠くの景色もよく見えますし、老眼があったはずなのに本を読むときにも老眼鏡がいらなくなりました。

目のかすみを自覚してからもしばらく放置していたので、くっきりと見えることがこれだけ便利だとは思わなかった、と話してくださいました。

手術を受けるまでは不便さに少しずつ慣れてしまっていたのだと、改めて実感したということです。

白内障と診断された当初は不安でいっぱいだったAさんでしたが、「今は手術を受けて本当によかったと思っています」と言ってくださっています。

【症例2】アトピー性白内障を発症したBさん（33歳　男性）

Bさんは、子どもの頃からアレルギー体質で、アトピー性皮膚炎の症状がありました。肌が乾燥する入浴後にはかゆみが増してしまうので、ステロイドの入った軟膏が欠かせません。

季節の変わり目や温度変化が激しい時期などには、アレルギー症状が悪化しやすいため強めの軟膏や飲み薬が処方されていました。

Bさんは仕事で1日中パソコンを利用しているのですが、この1年くらいで徐々に視界がぼんやりとかすんでくるのを感じていました。

最初は「ドライアイになってしまったのかな?」と思い、ドラッグストアで専用の目薬を購入して使ってみたのですが、症状はいっこうによくなりません。

目が疲れているのかと温めても、反対に冷やしても状況は変わりませんでした。

「これは一度、眼科へ行って相談したほうがよさそうだ」

そう考えたときに、かつて皮膚科の先生に言われていたことを思い出したのです。それは、「アトピー性皮膚炎があってステロイド薬での治療をした方は、白内障になりやすい」ということでした。

そこで、インターネットで白内障について検索をしてみると、まさに自分が感じている症状そのものだったのです。

白内障と聞くと高齢者がなりやすい病気との先入観がありましたが、アトピー性白内障をはじめとして、若い世代でも患者数は少なくない病気だということもわかりました。

Bさんは仕事で重要な書類をつくっています。

かすみ目の状態が続くとミスを起こす可能性が高く、仕事に支障をきたす恐れがあると考えるようになりました。

さらに見えづらい状態で細心の注意を払っているので、心身に大きなストレスがかかってきています。

白内障は手術で完治できることを知り、当初の不安は払しょくされましたが、問題は治療や療養にかかる時間がどれくらいかということです。

Bさんは会社にとって重要なプロジェクトのリーダーを任されていたため、長期間休むことが難しい状況だったのです。

忙しい合間を縫って当院に来られ、詳しい検査をしたところ、やはりBさんは白内障を発症していたことがわかりました。

水晶体の濁りが強くなっていたため、かなり見えづらくなっていることが予想されました。

ただし、白内障は徐々に進行していくため、ご自分では気づいていなかったようです。

「できるだけ早く手術を受けたいが、仕事が忙しく、数日にわたって会社を休むことはできない」と、手術にかかる時間を心配されていたようなので、「それは大丈夫です」とお話しさせていただきました。

手術は日帰りで行えること、手術時間は準備も含めて30分程度しかかからないこと、忙しいビジネスマンの場合は手術当日だけ休んで、翌日の診察を受けてからそのまま出社する方も多いことをお伝えしたところ、「そういうことであれば、すぐに手術したい」とのお返事でした。

問題はどんな種類の眼内レンズを使うかです。

費用がかからないにこしたことはないのですが、単焦点のレンズで即決できない問題がありました。

単焦点レンズでは1カ所にしか焦点を合わせることができないため、遠くとパソコンの両方を見るのに不自由が生じると感じたのです。

とはいえ、自分の入っている保険には先進医療特約がついていないため、多焦点レンズを選ぶとなると治療に多額の費用がかかります。

これからも一生使う目のことではあっても、こんなにお金をかけていいのだろうか……。

Bさんは即答ができなかったので、自宅に持ち帰り家族に相談することにしました。

「お金がかかるし、反対されるだろう」と、まったく期待をせずに妻に伝えたところ、返答は驚きの内容でした。

「あなたが見えづらそうにしているのを心配していたから、手術で治る病気で本当によかった。家族のためにいつも毎日遅くまで仕事をしてくれているのだから、今後のためにもいいレンズを使ったらいいと思う」

そう、言ってくれたのです。

こうしてBさんは、多焦点レンズによる手術を受けることができました。

計画通り会社を休んだのは手術当日だけで、翌日はクリニックでの診察後に出勤ができたので、業務にもほとんど影響は出なかったそうです。

アトピー性皮膚炎を持つ患者さんの場合には、つい皮膚のかゆさから目元に触れてしまうことが多いので、手術後は保護メガネをつけていただくようにしています。

手術時期が春だったことで、ご本人も触ってしまうことを不安がっていましたが、保護メガネのおかげで掻いてしまうことなく傷を治せたという報告を、後日いただきました。

手術日は会社を休んだものの、その後は目に負担がかからないようセーブしながらも仕事に復帰し、少しずつ元のペースへ戻していくことができたそうです。

手術前よりも格段にパソコン画面がはっきり見えるようになり、仕事の能率も上がったとたいへん喜んでくださいました。

【症例3】高齢で白内障が進行していたCさん（85歳　女性）

Cさん（85歳・女性）は、ご家族と一緒に車椅子に乗って診察に来られました。

ご自分ではもうほとんど歩けず、自宅でもずっと座ったままでテレビを見ている生活が長く続いているとのことでした。

ご家族がCさんの異変に気づいたのは、つい最近のことです。

以前はバラエティー番組を見て楽しそうに笑っていたのに、あるときからテレビのほうを向いていても、あまり反応しなくなってしまったそうです。

食事をしていても、うまく箸でつかめずに落としてしまうので、もしかしたら目がよく見えていないのかもしれない……。

「お母さんの唯一の楽しみだった、テレビが見られないのは可哀想で」

付き添いでいらした娘さんがそうお話をされていた通りに、検査をしてみるとかなり進んだ白内障であることが判明しました。

認知症の傾向も出ていたので、自分の状況を言葉で伝えることができないまま、視力がほとんどなくなってしまっていたのです。

状況としては、目の前で手を振られているのがやっとわかるほどの進行具合でした。

これでは、食事をしていても箸をまともに使うことは難しいでしょうし、ご家族の顔を判別することすらできなかったはずです。

大好きなテレビも、音だけ聞いている状態だったのでしょう。

このような話をすると驚かれることが多いのですが、かなり進行してからようやく白内障と判明するのは、ご高齢の方にはよく見られるケースです。

今回のようにご家族が発見されることもありますし、施設の職員が気づくこともあります。

ご高齢の白内障の患者さんの中には、自分で状況をうまく説明できない方もいるため、見えないことでぼんやりして認知症と間違われてしまう可能性もあります。

認知症を疑われていた患者さんが白内障の手術を終えた途端に、見えないことによる粗相が減って、すっかり元の生活に戻っていくケースも多いのです。

Cさんの場合はご家族が自分のことのように親身になって、眼科を探していらっしゃいました。

しかし患者さんによっては「目が見えなくなってきた」と相談しても、「おばあちゃんはもう年だからね」と年齢を重ねたら仕方のないことだと、ご家族にたしなめられてしまうこともあります。

相談さえしてもらえれば、加齢が原因の白内障はほぼ必ず治る病気だと伝えて治療ができるのに、情報が伝わっていないことが本当に残念です。

さらに残念なのが、認知症患者の方の白内障手術を「一律お断り」とする眼科が多いことです。

認知症の患者さんの場合、手術中にじっとしていることができずに動いてしまうことがあり、それが合併症を引き起こす原因になる。

だから全身麻酔が必要になるので「うちではできない」というのがその理由です。

Cさんの場合も、近くの眼科で診てもらったところ「認知症を発症しているので、大病院に入院して全身麻酔で手術することになるだろう」と言われたそうです。

一般の眼科クリニックでは対応できないというのです。

全身麻酔は身体への負担が大きいため、ご高齢の方の場合、大病院であっても断られるケースが少なくありません。

でも私は、ご高齢の認知症の患者さんだからといって、一律に「お断り」というのはどうなのかな、と思うのです。

認知症を発症されていても、手術中に暴れるのでなければ、何も問題がないのではないでしょうか。

さて、Cさんの場合、自宅で過ごしているとぼんやりしてしまう状態や全身状態から、認知症の傾向も確かに見られはしたのですが、それよりも白内障によって目がよく見えないことによる影響が強いように見受けられました。

そして、手術の間、動かずに静かにじっとしていただけそうだと判断し、ご家族の希望通りに通常の点眼式の局所麻酔での手術に踏み切りました。

無事手術が終わって、翌日ご家族と来院されたCさんは笑顔になっていました。

それまではほとんどお話しされない印象だったのですが、「よく見えます」とニコニコしながらはっきり言葉にされていたのです。
やはりこの方の場合は見えないことが生活を制限していたようで、その後は診察のたびに元気になった姿を見せてくださいました。

つい最近の診察では、久しぶりに口紅を塗り、車椅子ではなくご自身で歩いて来院され、洋服も華やかな色合いのものをお召しでした。
自宅でも手術前と比べて自発的に話をすることが格段に増えたそうで、ご家族は「お母さんの楽しそうにしている姿が、また見られて嬉しいです。目が見えていないことに気がついて、本当によかった」と喜んでくださっています。

Cさんのように自分で目の状態がうまく説明できないご高齢の患者さんである場合、ご家族や介護施設の職員さんは、次のような項目に注意するとよいでしょう。

・箪笥《たんす》やドアなど、今まで問題なく歩いていた場所でぶつかるようになった
・急にテレビや雑誌に興味を示さなくなった
・これまでは整頓されていたのに、部屋が散らかっている
・服装に無頓着になった
・急にお化粧をしなくなった
・食事の際に食べこぼすようになった

身近な方がどれだけご本人のことを見ているかを、うまく引き出せる医療機関にかかることが、白内障のスムーズな診断と治療につながるといえるでしょう。

そしてご高齢の方の場合、目の見え方が認知症の進行と深い関係があることも、ぜひ心に留めておいていただければと思います。

【症例4】白内障と緑内障を併発していたDさん（70歳　女性）

白内障を抱える患者さんの中には、緑内障を併発している方が少なくありません。Dさんもその一人でした。

もともと緑内障を患っていたDさんは、定期的に眼科へ通って目薬を処方してもらい、治療を続けていました。

治療を始めてしばらく経ったある日、視界がぼんやりしてきていることに気づきます。緑内障の症状では、病気がかなり進行しないと視力が下がらないと聞いていたのに、見えづらさを感じるようになったのです。

かかりつけにしていた近所の眼科でそのことを伝えて詳細な検査をしてもらったところ、緑内障は進行が抑えられていたのですが、新たに白内障が見つかりました。

最初のころはかすみ目もそれほどではなく経過観察をしていましたが、水晶体の濁りが強くなるにつれて見えづらさも増していきました。

白内障を完治させるには手術しかないと聞いていたため、今後の治療について主治医に相談をしたところ、なんと「うちでは、緑内障を併発している場合、白内障手術はできない」と言われてしまったのです。

緑内障と白内障を単独で発症している場合には治療ができても、併発の場合にはリスクが上がるため手術が行えないとのことでした。

そこで、緑内障と白内障を併発していても手術ができること、オペの経験が豊富であることを条件に医療施設を探して私のクリニックへ来院されました。

Dさんの目を改めて検査すると、緑内障自体はそれほど進行していませんでしたが、白内障によって視力にかなり影響が出ている状態でした。

これはリスクの高い状態といえます。

なぜかというと、白内障が進行すると眼圧が上がってしまう可能性があるからです。緑内障は眼圧が上がって視神経を圧迫することで失明につながりますので、できるだけ早い段階で手術をすることが望ましいのです。

ところが、白内障と緑内障を併発している場合、手術が難しくなるため受け入れを拒否するクリニックが非常に多いのです。

緑内障にはいくつかの種類がありますが、特に手術が難しいのは閉塞隅角《へいそくぐうかく》というタイプの緑内障です。

図表17は正常な目を表したもの、図表18は閉塞隅角緑内障の目を表したものです。正常な目に比べて、閉塞隅角緑内障の患者さんの目は房水が流れにくいため、角膜と虹彩の間が狭くなっています。

このスペースは、手術の際にワーキングスペースとなる部分です。

［図表 17］ 正常な目

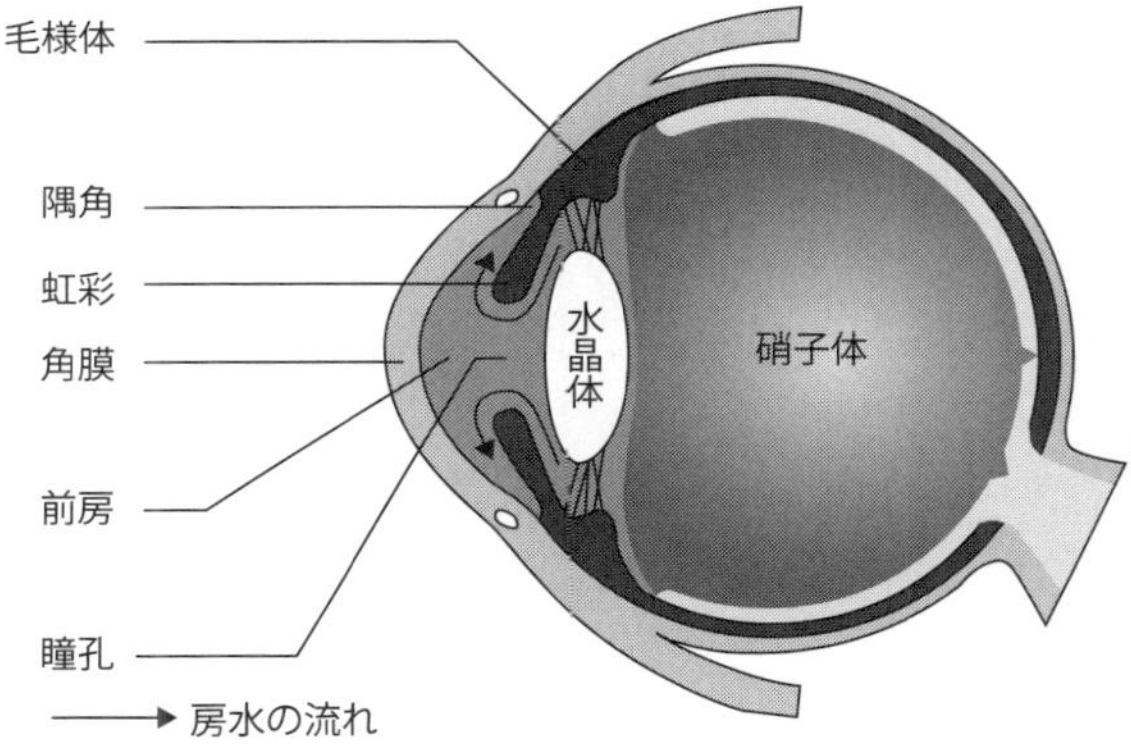

［図表 18］ 閉塞隅角緑内障

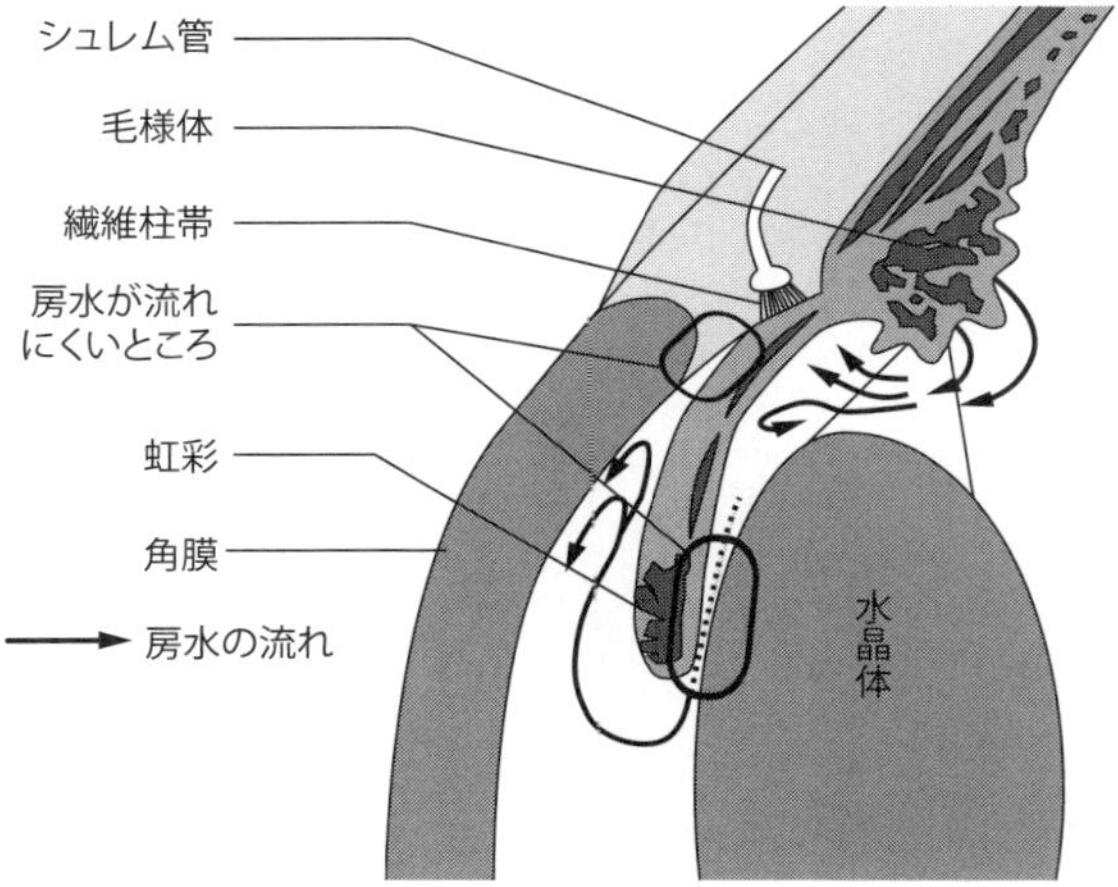

そこが狭ければ狭いほどワーキングスペースが小さくなり、角膜内皮を傷つける可能性が高くなるため、手術の難易度も上がってしまうのです。

また、瞳孔が開かないタイプの緑内障や、チン小帯が弱いタイプの緑内障も、理由は異なりますが手術が非常に難しくなります。

そのような理由から、「緑内障の患者さんの白内障手術は一切やらない」という眼科医が多いのが現状です。

緑内障を併発した白内障手術は手術方法が変わってしまうことも、敬遠される理由の一つです。

今の技術では、白内障の手術では角膜切開といわれる、黒目部分を切る手術を行います。この場合、白目部分に執刀する緑内障手術も重ねて行うことができます。

しかし、昔の手技しか知らない医師の場合には、角膜切開を行うことができないために白内障と緑内障の手術を重ねて行うことができなくなってしまうのです。

さらに、術後の眼圧変動についても、技術を取得されていない可能性はあります。

ちなみに、「昔の手技しか知らない医師」とはいっても、高齢の医師を指すわけではありません。

私が最初に大学で習った方法も旧式だったので、つい10年前まではできないことが当たり前の技術だったのです。

つまり、医師として脂が乗っているであろう40~50代の経験を積んだ先生の中にも、白内障と緑内障を一緒に処置できない医師はいます。

この年代の先生は、新しい手術方式が出てきた入れ替わりの世代なので、ご自身で積極的に学びに出た方だけが技術を知っている印象です。

反対に若い眼科医に関しては、大学や勉強会など最新技術を習得するための学びの場所があります。

そのため、8割ほどの先生は、角膜切開に対応できるのではないでしょうか。

「医師は円熟したほうが、技術を持っている」と思われがちですが、こと眼科領域に関しては研究と進歩のスピードが速いため、そうとも言い切れないのが現状です。

でも本当は、緑内障を併発している方ほど、白内障の手術は受けたほうがいいのです。

というのも、緑内障で最も怖いのは眼圧が高くなることなのですが、白内障の手術によって眼圧を下げる効果が期待できるからです。

水晶体は白内障を発症すると厚みを持ち、眼球の中で発症前よりも大きなスペースを占めるようになります。

［写真1］緑内障患者の眼球内の変化

白内障手術前の眼球内

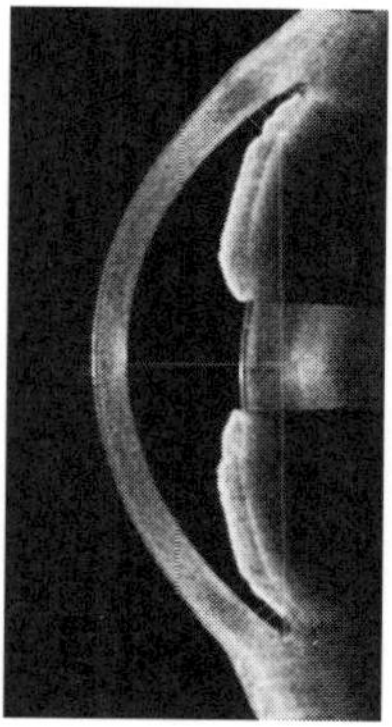

白内障手術後の眼球内

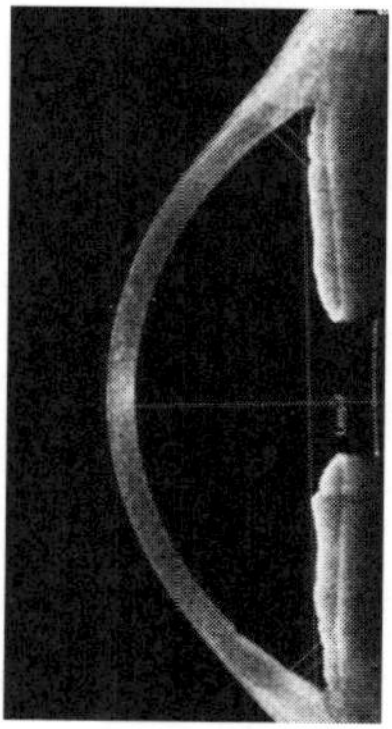

白内障の手術により眼球内のスペースが広がっているのが分かる。眼球内のスペースが広がることにより、眼圧が下がる。

すると眼球内の房水が圧迫されて、眼圧が高まります。

白内障の手術をすると厚みを持った水晶体が抜き取られ、代わりに薄い人工レンズが入れられるため、眼球内のスペースが広がります。

すると眼球内に房水の通り道がつくられやすくなり、目から水が排出される量が増えるため、眼圧が下がるのです。まさに一石二鳥の手術であるといえるでしょう。

緑内障の患者さんにとって、白内障の手術は眼圧を下げることのできる手術の一つです。

これによって緑内障の症状が改善することはありませんが、進行を食い止めることができるのは確かです。

また手術の一つとして、白内障手術と同時に「アイステント」という器具を眼球内に埋め込むことで眼圧を下げることができます。

Dさんの場合、緑内障の症状がそれほど重くなかったので、通常の白内障手術よりも5分ほど時間がかかっただけで無事に終えることができました。

今でも緑内障の治療のために通院し、進行を抑えるための点眼薬を使い続けていますが、手術前よりも眼圧が下がったことで「これからどうなっていくのだろう」と不安に駆られることがなくなったそうです。

「緑内障を併発していても、施設選びを間違えなければ白内障の手術を受けられることを、ぜひ多くの方に知ってほしいです」と話してくださいました。

【症例5】難しい病気（外傷性白内障）を発症していたEさん（48歳　男性）

Eさんは、「急に片方の目だけが、極端に見えづらくなってしまった」と慌てた様子で私のクリニックへやって来られました。

診察の結果、両眼ともに白内障の症状が見られましたが、なぜか右目だけが極端に進行していました。

片目の白内障が極端に進行している場合、以前に目元の怪我をしたことがあるなど、何らかの原因があることがほとんどです。

そこで、Eさんにも何か心あたりがないか伺ったのですが、すぐには思い出せない様子でした。

しかし少しずつ記憶をたどってもらったところ、「そういえば中学生の頃に、サッカーをしていてボールがぶつかったことがありました！　そのときはすぐに眼科に行ったけれど、異常はないと言われた気がします」と、話してくださいました。

外傷性の白内障が疑われる場合には、水晶体を支えているチン小帯が切れていたり外れていたりすることがあります。

厄介なのは、チン小帯の状態は事前の検査ではわからないことがしばしばあるということです。

そのため外傷性白内障が疑われる場合には、患者さんのためにも、私はしつこいと思われるほど過去に目を怪我したことがなかったか、あればどのような状況だったかの確認をしています。

Eさんの場合、ヒアリングと術前診察によってチン小帯が切れている可能性があると予見ができていたので、手術時にCTRという水晶体の袋（嚢）を固定する装置を入れて、レンズが下に落ちないように対処しました。

実はクリニックによっては、外傷性白内障の場合にはレンズ落下や傾きが起こるリスクが高いことから、最初から多焦点レンズの挿入を断る病院が多いのです。

今回のケースに関しては、CTRがしっかり装着できることが確認できたため問題がないと判断し、Eさんのご希望通りに多焦点レンズの挿入ができたというわけです。

チン小帯が切れてしまっていると、水晶体が目の奥に落下してしまいます。

そのような場合は、手術方式が通常の白内障の手術から、目の奥の硝子体の手術に変わります。

また、さらにCTRを使った手術ができないため、眼内レンズの挿入方法が変わります。

［図表 19］ チン小帯

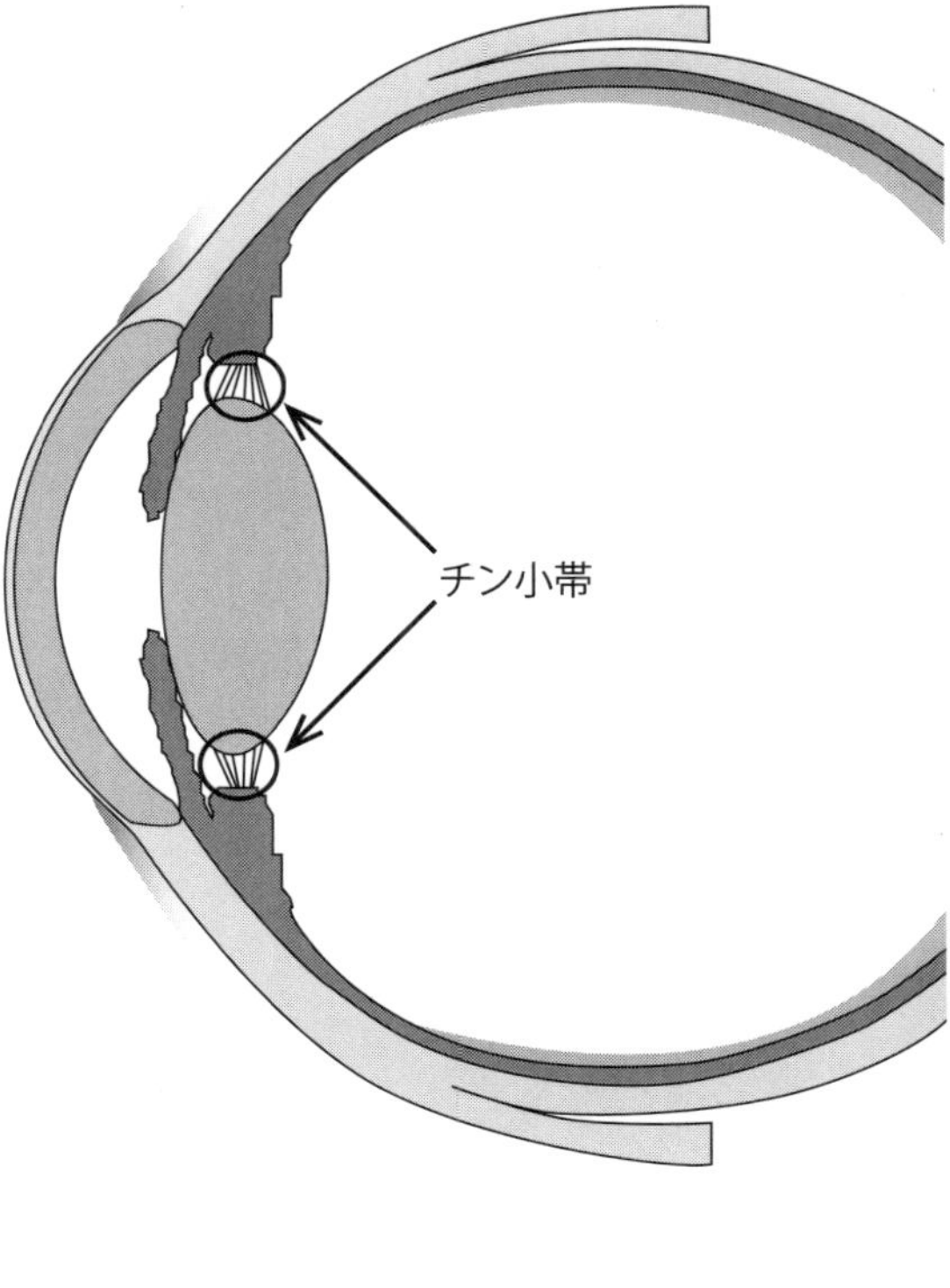

そのような場合は眼内レンズを「強度固定」と呼ばれる方法で固定します。強度固定とは、眼球の外側にある、黒目のふちに続く「強膜」へ人工レンズについている足のような部分を直接固定する方法です。

いずれについても、手術の場で臨機応変に適切な対応をとることが求められますが、これらに対応できる医師は決して多くありません。

みなさんは白内障の手術に関して、白内障を専門にしている眼科にかかれば安心、と思われることでしょう。

ところが、そこに落とし穴があるのです。

白内障を専門にしている医師の中で、目の奥の領域である硝子体の手術ができる医師はほんの一握りです。

手術の現場で水晶体を取り除こうとしたら、チン小帯が切れていて水晶体そのものが目の奥に落ちてしまったとしましょう。

そうなったら、白内障しか扱ったことのない医師にはお手上げになってしまう可能性がきわめて高くなります。

手術途中から継続をしてくれる医療機関を探すことになってしまい、場合によっては転送先を見つけずに水晶体を外したまま、手術を終了してしまうことさえあります。

そうなると目の中にいかなるレンズも入っていない状態ですから、目が見えないまま「水晶体の状態が悪かった」などと手術の終了を告げられてしまうのです。

結局、患者さんの「とにかく安心できる先生に、手術を任せたい」という気持ちからかけ離れて、白内障手術を受ける施設、硝子体手術ができる施設、強度固定ができる施設と転院を余儀なくされるケースが出てきます。

医療機関を選ぶ際にはこれまでの手術実績をしっかりと確認して、慎重に選んでいただきたいのです。

チン小帯が弱くなっている、切れてしまう外傷性白内障は比較的若い男性に多い症状です。

働き盛りの大切な時期を失ってしまわないために、経験が豊富で、目の状態をしっかりと診てくれる眼科医のもとで手術を受けるようにしてください。

【症例6】レーシック手術経験のあるFさん（55歳　男性）

Fさんは30代の初めにレーシックの手術を受けました。子どもの頃から近視で眼鏡が手放せなかったので、手術後、視界がクリアになったのには感動したそうです。

ところが50歳を過ぎた頃から次第に近くのものが見えづらくなり、そうこうするうちに遠くもよく見えなくなってきました。

インターネットで調べたところ、どうやら老眼と白内障が始まったらしいことがわかり、私のクリニックで白内障のレーザー手術を行っていることを知って来院されました。

レーシックの手術を受けた方は、目の見え方に対する意識の高い方が多いので、「インターネットで検索してこのクリニックを知りました」と言ってくださる方が多いのです。

また、すでにレーシックでレーザーによる手術を受けていることもあり、最初から「レーザーを使った手術をしてください」と申し出られる方がほとんどです。

今から20年ほど前、レーシック手術がポピュラーになったことがありましたが、その頃手術を受けた方たちが老眼と白内障が始まる時期に差しかかっていることもあり、年々、患者さんの数が増えてきている印象があります。

Fさんも見え方に対して高い意識を持っているがゆえに、近くが見えなくなったことに対する苦痛と、「レーシック後はあんなに見えていたのに」という思いがあるために生じる、現在の見え方に対する不満を強く持っていました。

レーシック手術を受けた患者さんの角膜は、変形しています。

図表20をご覧いただくとわかるように、レーシック手術では角膜を薄く削ってフラップ(ふた)をつくり、削ったところにレーザーを照射します。

[図表20] レーシック手術

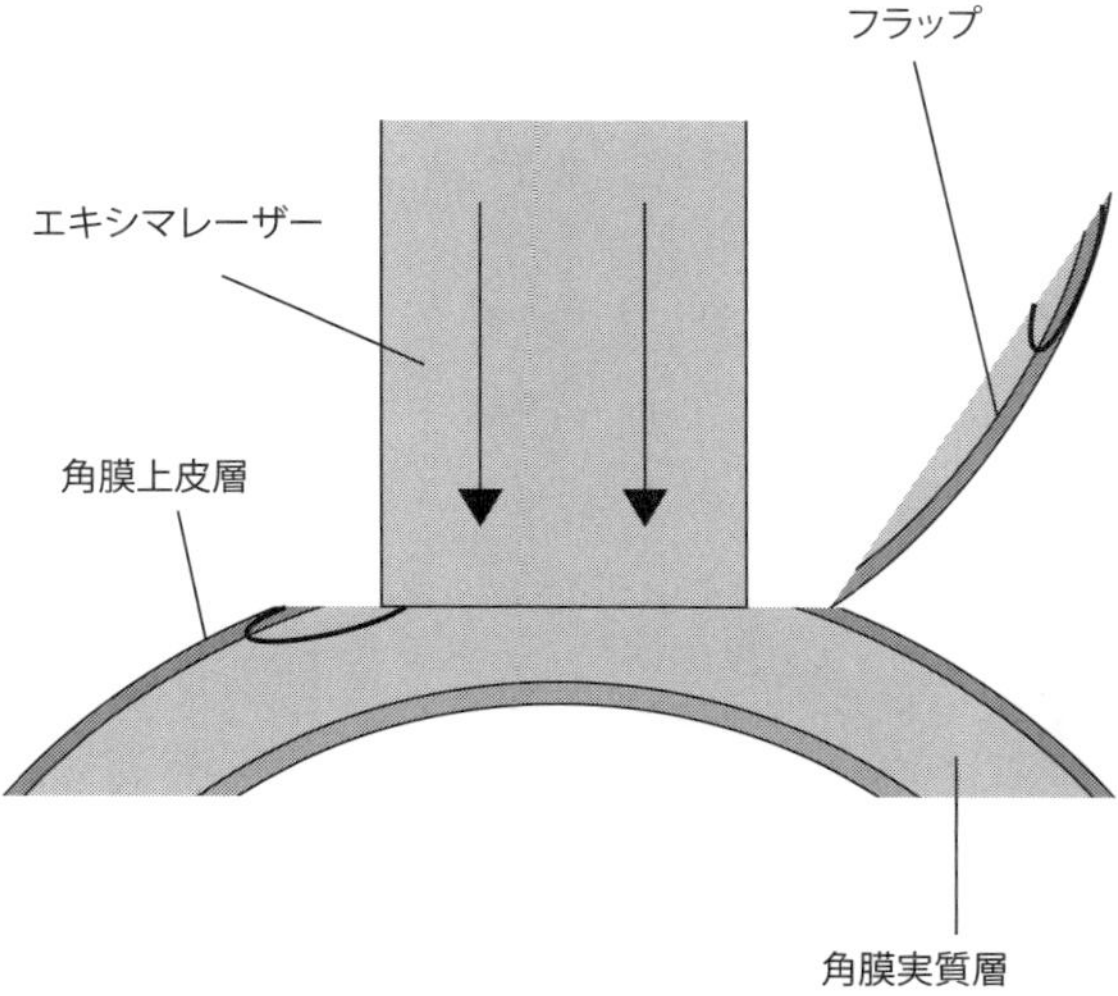

これによって角膜が削られ、屈折力が弱められた結果、近視が解消できるのです。

角膜が変形していることを考慮した白内障手術を行わないと、患者さんが満足できる見え方にはならないのですが、そのことを知らない医師が多いのは非常に残念なことです。

レーシック手術を受けた経験のある患者さんは、意識が高い分、見え方に対する要求も高いので、クレームにつながりやすいというのもあると思います。

私のクリニックでは、手術前に角膜の形や目の長さ、縞や二重丸（◎）などの線の太さや濃さを変えてどこまで判別ができるかを見るコントラストや、それらをまぶしい状態で見るグレアなど、さまざまな検査を行っています。

また手術中には、第3章でご紹介したオラという、術中の状態を把握し、適切な指示を出す機械を使って、眼内レンズを患者さんの見え方のご要望にベストな形で入れられるような体制を整えています。

仕事でパソコンを使うことが多く、趣味でゴルフを楽しまれているFさんのご要望は、「裸眼でパソコンとゴルフのボールが飛んでいくのが見えること」でした。

そこで、手術では50㎝から先が全部見える焦点深度拡張型眼内レンズを使うことにしました。

両眼を同時に手術したのですが、すぐに近くも遠くもよく見えるようになり、「レーシックの手術以来の大感激です！」と言っていただくことができ、私もうれしく思いました。

［第5章］

生涯、健康な目で過ごすには1日でも早い受診がカギ

「自分に合う眼科」を選ぶための基準

できることならかかりたくないのが医療機関、でも、もしかかるのであれば「良い医院に」と誰でも思うものです。

それでは「良い眼科」とは、具体的にはどんな眼科なのでしょう。

設備、医師の経験、技術、相談のしやすさ、通いやすさ、予約の取りやすさ、居心地のよさ……人によって「良い眼科」に求めているものは違うのかもしれません。

でもたとえ通いやすくても、医師の技術に不安があれば手放しで「良い」とは言いにくいですし、居心地がよくても治してほしい病気の治療がなかなか進まなかったら、嫌な気持ちになるのは当然のことです。

眼科医として、白内障にかかったり、その疑いがあったりして医療機関を選ぶ際に気に留めておいていただきたいポイントは次の2点です。

① 自由診療を中心とした医療機関ではないこと
② 手術実績の多い医療機関であること

①の自由診療を中心とした医療機関には、レーシックの専門クリニックが非常に多いのです。

レーシック治療しか行っておらず、白内障治療の実績がない可能性が高くなります。

驚かれるかもしれませんが、現実に大学を卒業してからレーシック手術以外の眼科領域の手術を一度もしたことがない医師も存在します。

当然、白内障に関する知識はなく、適正な事前検査を行ったり、患者さんのニーズに応える眼内レンズ選びをしてくれたりすることは、期待できないでしょう。

最初から避けたほうが賢明です。

②の手術件数については、ホームページやパンフレットなどに実績として記載していることがほとんどです。

もし記載されていないようであれば、初診の際、担当の医師に直接聞いてみてもいいでしょう。

「手術実績を聞くなんて、先生に失礼ではないだろうか?」と思う方もいるかもしれませんが、聞いていただいてまったく問題ありません。

私も「先生は、どのくらい手術をしたことがあるの?」と聞かれますし、それで嫌な気分になることはありません。

むしろ、大切な目を手術するのに患者さんが不安を抱えたままでいるほうが、執刀する側としても心配なものです。

多くの白内障の手術を経験してきた私ですが、やはり回数が多くなればなるほど、いろいろな経験をすることができ、それが自分の自信となっているのを感じます。

「定期検査」のススメ

最近では会社の健康診断以外でも、年に1回健康ドックを受けるなど、みなさん健康への意識が高くなってきたように感じています。

定年退職後も、自治体の検診や民間の人間ドック等で、「がん検診」や「脳ドック」は継続して受けているという話をよく聞くようになりました。

しかし、こと眼科の領域に関しては健康診断以外で定期的に検査を受けに行っている方は少ないのではないでしょうか。

近視の強い患者さんや糖尿病患者さん、以前に目を強くぶつけた経験がある方はもちろんのこと、現時点では何も問題がない健康な目の方こそ、その状態を維持するために定期検査を受けてほしいと思っています。

頻度としては、もうすでに白内障や緑内障、ドライアイなど診断がついている方は、できれば月に1回。

少なくとも3カ月に1回は、状況確認のために通院したほうがよいでしょう。

というのも、白内障のように自覚症状が乏しく、気づかないうちに病気が進行してしまうことがあります。

目の健康に問題がない若い方の場合でも、1年に1回の検診が望ましいと考えています。

「セカンドオピニオン」もうまく活用する

眼科領域でも、セカンドオピニオンをとる方が増えてきました。

私のクリニックにも、「通っている病院では手術ができないと言われたが、先生はどう考えますか？」と相談に来る患者さんがよくいらっしゃいます。

割合としては、根治が望めない緑内障の患者さんが多いようです。

私も、「緑内障と白内障を併発しているようだが、その場合にはどうしても白内障の手術はできないのでしょうか？」と聞かれることが多いです。

それくらい、緑内障と白内障を併発される患者さんは本当に多いのです。

第４章でもご説明したように、緑内障を併発していると手術が難しくなるため、白内障の手術をしない病院やクリニックも実は少なくありません。

しかし医師がきちんとした手術ができさえすれば、緑内障にとって最大のリスクである眼圧を下げることができ、病気の進行を遅らせることができるため、むしろ積極的に行うべきものなのです。

ただし、医師に手術を行う自信がない場合には、「白内障の手術をすることで眼圧が下がり、緑内障の進行を遅らせることができる」という、緑内障の患者さんにとってとても重要な情報すら、もたらされないことも少なくありません。

ここでは緑内障の患者さんの例を挙げましたが、1カ所で「あなたの場合、白内障の手術はできません」と言われたとしても、あきらめずに手術してくれるところがないかどうか、探してみるようにしてください。

「1カ所で断られてもあきらめない」というのは、治療技術が進化するスピードが速く、医師の間で力量の開きが生まれている眼科領域の治療を受けるには、とても大切なことだと思います。

セカンドオピニオンでもサードオピニオンでも、どんどん利用するようにしてください。

「患者さん本位の治療」とは？

私は次のような条件を兼ね備えた医師・医療施設が「いい医師」「いい医療施設」だと思っています。

- 患者さんに合った治療スケジュールを立ててくれる
- 病気や治療法についてわかりやすく説明してくれる
- 治療実績が豊富である
- 最新の機器や治療法など、施設が充実しており、医師がそれを使いこなせている
- 患者さんの不安を取り除く努力を惜しまない

つまり「患者さん本位の治療をしてくれる医師・医療施設」ということになります。

・患者さんに合った治療スケジュールを立ててくれる（＝手術日を自分で決められる）

入院が必要な手術については、ベッドの空き状況によって受け入れ可否が決まるのは仕方がない部分があります。

しかし現状では、日帰り手術であっても病院側の提示した日で決められてしまうことがほとんどです。

働き盛りで若いうちに白内障と診断された患者さんの場合には、「手術は受けたいが、どうしても長期間会社を休むことができない」と相談されることがあります。

このようなケースでは勤務時間を伺って、極力いつもの働く時間を確保してもらいながら、診察・手術のできるスケジュールを考えます。

診察を会社の昼休みに合わせて希望される方もいますし、手術の翌日から出勤するため、術後1日目の検診ではスーツを着て診察に来て、そのまま出勤されるケースも多いものです。

白内障の診察を受けにいらっしゃる患者さんは、30代から90代までと幅広い年代にわたります。

そのため、画一的な対応方法で固定してしまうと、どうしても合わないことが出てきてしまうでしょう。

そうであれば、患者さんに合わせてもらうのではなく、クリニック側で小回りをきかせながら合わせていけばいいだけの話だと、私は思っています。

・病気や治療法についてわかりやすく説明してくれる

ほとんど無言のまま診察し、病気や治療法についてきちんと説明してくれない、あるいは説明してくれても言葉が難しくてよくわからない……。

よそから転院されてきた患者さんから、そんな声をよく聞きます。

そんな状況では、手術前などは特に不安になってしまうでしょう。

私のクリニックでは、私自身が患者さんにわかりやすくご説明するだけでなく、スタッフ全員が患者さんについての情報を共有するようにしています。

患者さんの顔と名前はもちろん把握していますし、特別に専門的な質問でなければ、どの立場のスタッフであってもお答えができるようにしています。

ご高齢の患者さんの場合には、診察室内での説明だけでは理解してもらえないこともあります。

そんなときには、私以外のスタッフもわかってもらえるまで何度でもお話をしますし、次回に確認ができるよう念のため記録にも残します。

患者さんは「先生は忙しいから、迷惑をかけてはいけない」と気を遣ってしまい、質問がしたくても言い出せないことがあります。

そんな様子を感じられたら、こちらから「質問はありませんか？」と聞きますし、看護師や検査員や受付のスタッフ、クラークにも同じことを聞いてもらえるように手配します。

聞く人が変わると話しやすくなる効果があるようで、「こんなに気にしてもらえるなんて、この眼科は親切ですね！」と言われることも多いです。

・医師の治療経験が豊富で、最新の治療機器を使いこなせている

これまでこの本をお読みになっていただき、一口に眼科の医師といっても専門分野やそれまでの経験によって、白内障の手術に関する知識の量や技術に大きな開きがあることをおわかりいただけたことと思います。

眼科の分野は最新テクノロジーとの相性がよく、日進月歩の勢いで検査・手術に使う機器類が進化しています。

白内障の手術を検討されている方は、ぜひ最新テクノロジーの恩恵を受けられるよう、慎重に医療機関を選ぶようにしてください。

この本を参考にしていただき、

・眼内レンズにはどのようなものがあって、それぞれどんな特徴があるのか
・どんな検査が必要で、それぞれどのような機器を使うのか

を尋ねてみるといいのではないでしょうか。

それに対して、納得のいく答えが得られるのであればその医療機関で手術を受ける、納得ができないのであれば別の医療機関を探す、というふうにされるのもいいでしょう。

今、どこの医療機関も専用のホームページを持っています。

ホームページではよさそうに見えたけれども、実際にその病院で診察を受けてみると印象が違ったということもあり得ます。

ご自分の肌身で「この先生は信頼できる」と感じることが一番大切だということを、心に留めておいてください。

・患者さんの不安を取り除く努力を惜しまない

白内障の患者さんで多いのが、ご主人が先に亡くなられて、奥様だけで一人暮らしをしている方です。

女性のほうが長生きされることが多いので、ご自身の身の回りのことは自分でされながら、白内障の進行に怯えている方が増えています。

そのような場合は生活をしやすくするためにも、早めの手術をお勧めするのですが、

「手術が終わってから家に帰るのが不安なので、受けたくないんです」

「今までも手術を勧められてきたけれど、受けられませんでした」

とおっしゃる方が多いのです。

そう言われるたびに私は、「患者さんの不安を私たちが取り除いて差し上げなければ」と思います。

たとえば私たちは、手術に関することすべてが記載された用紙に、患者さん一人ひとりに向けて、より安心感を抱いていただけそうな言葉を書き添えるようにしています。また手術前後も医師やスタッフができるだけそばにいて差し上げ、お声をかけて患者さんが何でも言いやすい環境をつくっています。

さらに、「なにかあったら、ささいなことでも時間を気にせず電話してくださいね」と電話番号を書いた用紙をお渡しするようにもしています。

「不安になったときに、ここに電話できる」と思えるだけで、安心されるようです。

「医師」として思うこと

患者さんから、「そこまでしてくださるんですか？」と言われることがあります。

ただ、私にとって今していることは、医療者としてあたり前のことだと思っています。

手術に関する知識や技術があることは大前提で、患者さんごとの生活スタイルから、何を大事にして毎日を過ごされているかまでを知った上で、患者さんの日々の健康を守ることが、医療だと思っているからです。

私は何よりも、患者さんに安心して診察や手術を受けてもらえることが大切だと考えています。

不安を抱えたままでは、自覚症状についてさえ担当医に話すことができないでしょうし、治療自体は滞りなく進んだとしても、信頼関係がない状態で診察室にいるのは、患者さんにとっては苦痛以外のなにものでもないでしょう。

私たちは特に、手術の現場で患者さんにリラックスしていただくことを大切に考えています。

「手術の安全性は納得できたけれど、どうにも緊張して仕方がない」というのが、患者さんにとっての偽らざる感情だと思います。

これまで経験したことがない手術を受けるわけですから、当然のことでしょう。

そこで、患者さんが手術に意識を向けすぎないよう、気分がまぎれるような環境をつくることを心がけています。

手術室に音楽をかけるのも、患者さんにリラックスしていただくためということもありますが、シーンと静かだと集中しすぎるあまり、「だんだん機械が近づいてきた……」などと気配を察しやすくなるからです。

そのため、「朝食は何を食べましたか?」「目がよく見えるようになったら、最初に何がしたいですか?」などと話しかけて、あえて意識をそらしていただくような試みをしているのです。

患者さんの不安があまりに強い場合には、医師から「手術を始めます」と言われた瞬間に身体がこわばってしまったり、血圧が上がってしまったりするケースもあります。それが予見できるときには、あえて手術の開始は告げずに、そっとオペに入ってしまうこともあります。

このやり方は緊張の強い患者さんにとても好評で、「手術はいつ始めていたの?」「本当にもう終わったの?」と言われることも多いです。

あまりの早さと痛みのなさに拍子抜けして、「これなら、もっと早く手術をすればよかった!」「心配して損しちゃった」と口をそろえておっしゃいます。

白内障は「ラッキー」な病気

私は常々、この病気にかかるのはある意味でラッキーなことなのではないかと思っています。

患者さんが多い病気、たくさんの患者さんを治療しなければいけない病気は、治療法が発展しやすくなるからです。

かかる人が少ないまれな病気の場合では、薬や治療法さえ存在していないものもあるのです。

それに比べて、といっては失礼ですが、白内障は、患者さんの数が多いゆえ、治療技術がめざましく進歩してきました。

しかし今、最新鋭と呼ばれている治療法や機器が、5年後10年後も同じ評価を得ている保証はありません。

治療技術は今なおすごい勢いで進歩し続けているからです。

そういう意味では、白内障の治療方法は常に「過渡期にある」といえると思います。

その過渡期のワンピリオドである今の時期に治療を受けるからには、ぜひとも「最善の治療」を選び取って受けていただきたいのです。

目は他の臓器と違って、治療によって確実に若さを取り戻すことができる唯一の臓器です。

これからの人生をよりよいものにするためにも、恐れることなく最善の治療を受けて、視界をクリアにしていきましょう。

おわりに

私は、家族のほとんどが医師である家庭で育ちました。

父や祖父、伯父など仕事をしている人はみんなが医療に従事していたので、自然と「大人になったら、お医者さんになる」と思いながら育ってきたのです。

眼科を選んだのは、もともと手先が器用だったのでそれを活かせる仕事がしたかったのと、どうしても外科系の領域につきたかったからです。

手術のスペシャリストとして、患者さんのお役に立てる仕事がしたいと考えました。

親族は全員が内科医でしたので、外科系の医師が一人いたら、患者さんの全身を私たち家族で見守ってあげられるだろうと思ったのも理由の一つです。

幼い頃、父や祖父は「地域のお医者さん」として、子どもから大人まで診察していました。

周りに住む方々から「具合が悪くなったら、あの先生のところへ行けばいい」と信頼されている姿をずっと見続けてきたのです。

患者さんの家族全体とのつながりも強かったので、各家庭を回り看取りまで行っていました。

急変があれば土日や休日もありませんし、家族そろって夕食をとっていても連絡があれば「○○さんのおばあちゃんが危ない」と、診察カバンを抱えて飛び出して行きます。

そんな父の姿を見ることで、医師の仕事とは診察室で病気を診るだけではなく、患者さんの家族や生き方までも支えるものだと考えるようになりました。

医師とはそのように「常に患者さんの立場に立って行動するもの」と自然に思えるようになったのは、本当に幸せなことだったと思います。

また、専門領域として選んだ眼科の進化のスピードが速いのも、どんどん新しいことを取り入れて患者さんの役に立ちたいと思っている自分にはぴったりだったと感じています。

尊敬する大学の先輩である松本行弘先生に「一緒に理想とする眼科をつくってみませんか？」とお声がけいただき、眼科医として独立してから多くの年月が流れました。

松本先生の、「すべての眼疾患は同根であり、眼は人間が決めた疾患単位だけで分けるのではなく脳の一部としてもトータルに早期診断し、高いレベルでの治療を行うべき。また、パソコンや大画面モニター、スマートフォンで眼を酷使する現代社会では、よりよい視機能のために継続的なケアが必要である」という信念に導かれて、アイケアクリニック各院で理想とする医療を行うことができています。

早いもので草加にアイケアクリニックを開院して今年で7年、銀座院を開院して5年になります。

この間、多くの患者さんの目の悩みと向き合い、たくさんの経験をさせていただくことができました。

松本先生には、このようなチャンスをいただけたことに深く感謝しています。

今回は白内障の手術に的を絞った内容を1冊の書籍にまとめましたが、他の目の病気や目の周りの美容法など、患者さんにとって有益な情報を、これからもどんどん発信していきたいと思っています。

アイケアクリニックでは、病気に対してベストな治療法を選択して施術するのはもちろんのこと、病気になる前から目をトータル的にケアしていく「トータルアイケア」という考え方を重要視しています。

どんな病気もそうであるように、目の疾患についても予防が非常に重要です。

目に関していささかでも気になることがあったら、ぜひご相談ください。

末筆になりましたが、本書の執筆にあたり、ご支援、ご助力いただきました多くの方々に、心からお礼申し上げます。

また最後までお読みくださいました読者のみなさま、誠にありがとうございました。

佐藤　香

2018年10月吉日

佐藤 香（さとう かおり）

アイケアクリニック院長、アイケアクリニック銀座院副院長。集中力を要する緻密な作業を得意とし、とくに最先端の白内障レーザー手術において抜群の治療実績を誇る。その他、網膜硝子体や緑内障の手術も担当。まぶたの手術やボトックス注射など、眼科医としての視点を活かした目周りの美容にも注力。また、校医を務めるなど、地元住民のかかりつけ医として地域医療にも貢献している。日々のちょっとした悩み相談から高度な治療まで、総合的な目のケア――「トータルアイケア」の提供を目指す。現在、注目の眼科女医として、テレビやラジオ、新聞、雑誌など、さまざまなメディアに取り上げられている。

協力

松本 行弘（まつもと ゆきひろ）

医療法人トータルアイケア理事長。

スゴい白内障手術

二〇一八年一〇月一二日 第一刷発行

著 者 佐藤 香
発行人 久保田貴幸
発行元 株式会社 幻冬舎メディアコンサルティング
〒一五一-〇〇五一 東京都渋谷区千駄ヶ谷四-九-七
電話〇三-五四一一-六四四〇（編集）
発売元 株式会社 幻冬舎
〒一五一-〇〇五一 東京都渋谷区千駄ヶ谷四-九-七
電話〇三-五四一一-六二二二（営業）
装 丁 株式会社 幻冬舎デザインプロ
カバー写真 名和真紀子
ヘアメイク 田中宏昌（アルール）
印刷・製本 シナノ書籍印刷株式会社

検印廃止

Printed in Japan ISBN978-4-344-91880-1 C0047
幻冬舎メディアコンサルティングＨＰ http://www.gentosha-mc.com/